reinhardt

Personzentrierte Beratung & Therapie; Band 19

GwG | Herausgegeben von der Gesellschaft für Personzentrierte Psychotherapie und Beratung e.V., Köln

Frank Gauls

Verhaltenssüchte personzentriert verstehen und behandeln

Mit 8 Abbildungen

Ernst Reinhardt Verlag München

Frank Gauls ist Diplom-Sozialarbeiter und Gesprächspsychotherapeut (GWG) sowie bundesweit tätiger Referent und Ausbilder in Personzentrierter Beratung; er ist auf die Arbeit mit Verhaltenssüchten spezialisiert und leitet die Ambulante Suchthilfe Bethel in Bielefeld.

Bibliografische Information der Deutschen Nationalbibliothek

Die Deutsche Nationalbibliothek verzeichnet diese Publikation in der Deutschen Nationalbibliografie; detaillierte bibliografische Daten sind im Internet über <http://dnb.d-nb.de> abrufbar.

ISBN 978-3-497-03273-0 (Print)
ISBN 978-3-497-61939-9 (PDF-E-Book)
ISBN 978-3-497-61940-5 (EPUB)

Printed in EU

Reihenkonzeption Umschlag: Oliver Linke, Hohenschäftlarn

Covermotiv: © bittedankeschön/stock.adobe.com

Satz: Katharina Ehle, Leipzig

Ernst Reinhardt Verlag, Kemnatenstr. 46, D-80639 München
Net: www.reinhardt-verlag.de E-Mail: info@reinhardt-verlag.de

Inhalt

Vorwort

Als ich 1987 mit der Arbeit mit Glücksspieler:innen und deren Angehörigen begann, war das Phänomen in Deutschland noch ein neues. Erste Publikationen erschienen Anfang der 1980er Jahre und erste Selbsthilfegruppen entstanden ebenso wie spezialisierte Einrichtungen. Eine Diskussion darüber, wie dieses neue Phänomen einzuordnen sei, entbrannte. Während viele Praktiker das pathologische Glücksspiel als Sucht verstanden, versuchte die Automatenindustrie dies durch in Auftrag gegebene Gutachten von Wissenschaftler:innen zu widerlegen.

Unabhängig davon wendeten sich die Betroffenen, aus ihrem Verständnis heraus, überwiegend an Suchtberatungsstellen und in dieser Zeit lernte ich viel von den Betroffenen und wie diese ihre Erkrankung und das Glücksspiel erlebten. Diese Begegnungen waren geprägt vom Interesse mehr von der Glücksspielproblematik und dem intra-psychischen Erleben zu verstehen, unabhängig davon wie das Phänomen in den internationalen Klassifikationssystemen eingeordnet war.

Als ich den Personzentrierten Ansatz kennenlernte, war ich besonders davon fasziniert, dass Rogers zunächst gar keine Theorie hatte, sondern durch Auswertung von Gesprächen entwickelte, was hilfreiche Haltungen für den therapeutischen Prozess sind, und dass er Diagnosen ablehnte, was eine sehr vorurteilsfreie Begegnung ermöglicht.

Diese vorurteilsfreie Begegnung hat mir sowohl beim Einstieg in die Arbeit mit Glücksspieler:innen als auch in der Arbeit mit Traumatisierten und mit Menschen mit problematischem bzw. pathologischem PC-/Internetgebrauch, die in Beratung und Behandlung kamen, geholfen. Bei diesem neuen Phänomen war, ebenso wie bei der Glücksspielsucht, zunächst unklar, wie es zu klassifizieren sei. Auch beim exzessiven und pathologischen Kaufen, der exzessiven und pathologischen Nutzung von Pornografie sowie dem hypersexuellen Verlangen – was die Betroffenen selbst als *Sexsucht* benennen – gibt es aktuell keine eindeutige Klassifikation.

Der Personzentrierte Ansatz ist in vielseitiger Weise weiterentwickelt und für unterschiedliche Störungsbilder beschrieben worden. Auch für stoffgebundene Süchte liegen mehrere Publikationen vor. Für die stoffungebundenen Suchtformen, haben Wolfgang Bensel und ich zum Thema Glücksspielsucht publiziert und ich freue mich, nun zusätzlich etwas zum Gamen-Surfen-Streamen, zum pathologischen Kaufen, pathologischen Pornokonsum sowie zum hypersexuellen Verlangen beizutragen.

Auch wenn die Zuordnung dieser Phänomene zur Sucht umstritten und in den Klassifikationssystemen nur teilweise erfolgt ist, so handelt es sich aus meiner Sicht um Störungen mit sehr hoher Überschneidung mit Suchterkrankungen. Die Betroffenen – die sich überwiegend selbst als süchtig beschreiben – profitieren von einem an das jeweilige Störungsbild angepassten Suchtverständnis.

Basierend auf einem personzentrierten Suchtverständnis wird dieses auf die stoffungebundenen Süchte und suchtähnliche Phänomene übertragen. Ich habe mich entschieden, diese als Form der *Verhaltenssucht* zu verstehen, so wie dies auch in der Fachliteratur überwiegend getan wird. Über Verhaltenssüchte und was darunter alles zu fassen ist, lässt sich sicher unterschiedlicher Auffassung sein, doch geht es hier nicht um eine eindeutige diagnostische Zuordnung, sondern um die Beschreibung dieser Störungsbilder und der Ableitung eines hilfreichen Vorgehens in der Beratung und Behandlung.

Dabei fühle ich mich dem störungsspezifischen Verständnis – wie es Finke und Teusch (2001) zunächst für die Alkoholsucht und Finke (2004) für unterschiedliche Störungsbilder beschrieben haben – am nächsten, da die einzelnen Phänomene nicht nur unterschiedliche Folgen, sondern auch störungsspezifische Themen und dementsprechend unterschiedliche Behandlungsschwerpunkte haben.

Einleitung

Mit Ausbreitung des Glücksspielangebotes in den 1980er Jahren sowie der Einführung des Internets in den 1990er Jahren stieg die Anzahl der Menschen, die exzessiv und pathologisch am Glücksspiel teilnahmen oder sich im Internet verloren, massiv an. Nicht-stoffgebundene Abhängigkeiten, sogenannte Verhaltenssüchte, wurden zu einem Massenphänomen. Insbesondere im Bereich des Glücksspiels entstanden spezialisierte Beratungseinrichtungen, die in der Regel im Suchthilfesystem angesiedelt waren und es bis heute sind. Doch die nosologische Einordnung war von Beginn an wissenschaftlich stark umstritten. Wurde zunächst die Einordnung als Zwangsstörung diskutiert, wurde das pathologische Glücksspiel letztlich 1991 in der ICD-9 als *Störung der Impulskontrolle*, neben Kleptomanie und Pyromanie klassifiziert.

Ein ähnliches Phänomen war bei der Einschätzung der neu aufgekommenen sogenannten *Internetsucht* zu beobachten. Fachleute subsumierten hierunter verschiedene Nutzungsoptionen wie das Gaming, das Kaufen, die Nutzung sexuell stimulierender Inhalte oder auch die Nutzung von Glücksspielen im Internet. Neben dem Begriff der *Internetsucht* wurden auch Begriffe wie *Mediensucht* oder *internetbezogene Störungen* verwendet. Diese Unklarheit in der Begrifflichkeit sowie dem dahinterliegenden Nutzungsverhalten besteht bis heute.

Während Glücksspielsucht, Sexsucht und auch Kaufsucht in der psychiatrischen Literatur schon früh beschrieben wurden, handelt es sich bei *internetbezogenen Störungen* um ein noch recht junges Störungsbild, über das wenig tradiertes Wissen besteht. Dies hat sowohl Auswirkungen auf den gesellschaftlichen Umgang mit dem Phänomen als auch auf Beratungs- und Behandlungsansätze. Internetbezogene Störungen wurden in der Fachwelt schnell als Suchterkrankungen verstanden. Auch in der Gesellschaft werden internetbezogene Störungen aufgrund des *Nicht-Aufhören-Könnens* und der *Unfähigkeit das Verhalten über längere Zeit einzustellen*, den Suchterkrankungen zugeordnet, was sich auch in den Begrifflichkeiten (Spielsucht, Internetsucht, Handysucht, Mediensucht, Sexsucht, Kaufsucht) widerspiegelt. Aktuell lässt sich das Nutzungsverhalten unter *Störungen der Impulskontrolle* und bei der Sexsucht unter *hypersexuellem Verlangen* diagnostizieren. Nur das pathologische Gaming und das pathologische Glücksspielen sind in der ICD-11 als Suchterkrankung klassifiziert.

Die gepflegte Teilnahme am Glücksspiel (Casinobesuch als Event, Lotto, aber auch Sportwetten und das Automatenspiel) ist in der Gesellschaft fest verankert, ebenso das Spielen von Video- und Handyspielen sowie das Serienschauen über Netflix, Amazon Prime und Co. Wenn jedoch jemand das „Maß" verliert und weiter konsumiert, obwohl die negativen Folgen unübersehbar sind, dann treffen Betroffene häufig auf massives Unverständnis. „Hör doch einfach auf!", „alles nur Kopfsache", „das Spielen im Internet ist doch nicht real", „triff dich lieber mit realen Freunden" sind typische Aussagen von Freund:innen und Angehörigen. Dies gilt insbesondere für Verhaltenssüchte, da hier keine Substanz, die etwas im Körper auslöst, zugeführt wird. Die Betroffenen leiden unter massiven Schuld- und Schamgefühlen und verheimlichen deshalb das Ausmaß ihres Konsum- bzw. Nutzungsverhaltens.

In den Biografien der Betroffenen finden sich häufig nicht ausreichend gute Beziehungserfahrungen zu den Eltern, die oft selbst unter Suchterkrankungen oder anderen psychischen Erkrankungen leiden. Bindungsstörungen, emotionale Vernachlässigung und andere Traumatisierungen sowie spätere Mobbingerfahrungen führen dazu, menschlichen Beziehungen zumindest skeptisch, wenn nicht ablehnend gegenüberzustehen. Die Selbstkonzepte der Betroffenen sind davon geprägt, sich in Beziehungen in bestimmter Art und Weise verhalten zu müssen, um Anerkennung zu bekommen oder Ablehnung und Verletzung zu entgehen.

Die bedingungsfreie Akzeptanz als ein Kernmerkmal des Personzentrierten Ansatzes stellt hier eine wesentliche Grundlage für die Betroffenen dar, sich auf eine beraterische/therapeutische Beziehung einzulassen. Gemeinsam mit dem einfühlenden Verstehen (Empathie) und der Echtheit (Kongruenz), bietet der Personzentrierte Ansatz eine nahezu ideale Grundlage für die Arbeit mit den Betroffenen.

Den jeweiligen Kapiteln ist eine Einführung in die Thematik vorangestellt, bevor die Folgen, ein personzentriertes Verständnis, die störungsspezifischen Themen sowie Behandlungsschwerpunkte dargestellt werden. Dies wird durch zahlreiche Fallbeispiele begleitet. Das Buch eignet sich nicht nur für personzentriert arbeitende Therapeut:innen, sondern für alle, die sich ein störungsspezifisches Wissen aneignen möchten.

1 Sucht

Die Weltgesundheitsorganisation (WHO) hat den Begriff *Sucht* nur kurze Zeit genutzt und dann durch *Missbrauch* und *Abhängigkeit* ersetzt. Im deutschsprachigen Raum steht *Sucht* als gewachsener Begriff, der sich aus „siechen", also an einer Krankheit leiden, ableitet. Damit verbunden ist die Kontrolle über ein Verhalten verloren zu haben und sich auf längere Zeit von diesem schädigenden Verhalten nicht distanzieren zu können. Der Begriff ist weiterhin weit verbreitet und wird synonym für Abhängigkeit (engl. addiction) verwendet. So sprechen wir von Suchtberatung und -behandlung, oder von Suchtberatungsstellen oder Fachstellen für Sucht oder Suchtprävention. Auch Fachorganisationen wie die Deutsche Gesellschaft für Suchtforschung und Suchttherapie e. V., die Deutsche Hauptstelle für Suchtfragen e. V. oder die Deutsche Gesellschaft für Suchtmedizin e. V. tragen den Suchtbegriff in ihren Bezeichnungen.

Sucht ist die umgangssprachliche Bezeichnung für die *Abhängigkeit* von einer bestimmten Substanz oder von bestimmten Verhaltensweisen und findet sich auch in der deutschen Übersetzung der ICD-11 im Begriff der *Verhaltenssüchte* wieder.

1.1 Definition und diagnostische Kriterien

In der seit 2022 gültigen Internationalen Klassifikation der Krankheiten und verwandter Gesundheitsprobleme (ICD-11) der WHO wird unter Suchterkrankungen folgendes verstanden:

> *„Störungen durch Substanzgebrauch oder Verhaltenssüchte sind psychische Störungen und Verhaltensstörungen, die sich infolge des Gebrauchs überwiegend psychoaktiver Substanzen, einschließlich Medikamenten, oder bestimmter sich wiederholender, belohnender und verstärkender Verhaltensweisen entwickeln" (WHO, 2018).*

In der ICD-11 werden somit erstmals neben den stoffgebundenen, auch stoffungebundene – sogenannte Verhaltenssüchte – in die Kategorie der Suchterkrankungen aufgenommen. Dabei sind bisher jedoch nur die Glücksspielsucht sowie das pathologische Spielen von digitalen oder Videospielen beschrieben, während in der Fachwelt auch andere suchtähnliche Verhaltensweisen zu den

Verhaltenssüchten gezählt werden, wie z.B. die „Kaufsucht“, die „Sexsucht“, aber auch die „Sportsucht“ und die „Arbeitssucht“ (Roth 2004; Grüsser/Thalemann 2006; Hill et al. 2023; Bilke-Hentsch et.al. 2014; Müller et al. 2018).

Diagnostische Kriterien

Zu den diagnostischen Kriterien einer substanzgebundenen Sucht gehören:

- der starke Wunsch oder eine Art Zwang, eine Substanz zu konsumieren,
- die verminderte Kontrollfähigkeit bzgl. Beginn, Beendigung und Menge des Substanzkonsums,
- ein körperliches Entzugssyndrom,
- die Toleranzentwicklung, d.h. eine Dosiserhöhung ist notwendig, um die gewünschte Wirkung zu erreichen,
- fortschreitende Vernachlässigung anderer Vergnügungen oder Interessen zugunsten des Substanzkonsums,
- erhöhter Zeitaufwand für den Substanzkonsum oder um sich von dessen Folgen zu erholen
- sowie ein anhaltender Substanzkonsum trotz Nachweis schädlicher körperlicher, psychischer oder sozialer Folgen.

Dabei müssen mindestens drei Kriterien über den Zeitraum von einem Jahr erfüllt sein.

Ähnliche Kriterien finden sich bei der Glücksspielsucht sowie dem pathologischen Spielen (Kap. 3 bzw. 4). Überschneidungen bestehen bei der Beeinträchtigung der Kontrolle, der zunehmenden Priorisierung auf das süchtige Verhalten sowie der Fortführung des Verhaltens trotz negativer Folgen. Auch wenn das pathologische Kaufen sowie das hypersexuelle Verlangen in der ICD-11 nicht als Sucht klassifiziert wurden, so lassen sich doch nahezu dieselben Verhaltensmuster und Folgen für die Betroffenen beschreiben (Kap. 5, Kap. 6).

Ich beziehe mich auf die Suchtdefinition von Wanke (1985), der Sucht als ein unabweisbares Verlangen nach einem bestimmten Erlebniszustand beschreibt, dem die Kräfte des Verstandes untergeordnet werden. Dies führt nicht nur zur Beeinträchtigung der freien Entfaltung einer Persönlichkeit, sondern es zerstört auch die sozialen Bindungen und die sozialen Chancen des Betroffenen (Warnke 1985). Diesem Verlangen liegt ein ausweichendes Verhalten zugrunde, mit dem die Betroffenen unangenehmen und scheinbar nicht lösbaren oder auch unerträglichen Konflikten, Situationen sowie Personen aus dem Weg gehen (Tölle 1985; Harten 1988).

Harten definiert Drogen im engeren Sinne, womit eine Substanz gemeint ist, die auf den Organismus einwirkt und diesen beeinflusst (berauscht) und im weiteren Sinne, als jedes personale und apersonale Mittel, mit dem „Verhaltens-, Gemüts- und/oder körperliche Veränderungen erzielt werden können", die als positiv oder auch berauschend empfunden werden (Harten 1988, 18).

Diesen Definitionen folgend, lassen sich auch das hypersexuelle Verlangen, der exzessive Pornokonsum sowie das pathologische Kaufen und weitere Verhaltensmuster als Sucht oder zumindest suchtähnliche Verhaltensweisen verstehen. Dies bestätigt auch folgende Definition von Sucht der Amerikanischen Gesellschaft für Suchtmedizin:

> *„Sucht ist eine grundlegende und dauerhafte Erkrankung des Gehirns, insbesondere der Belohnungs-, Motivations- und Erinnerungszentren und benachbarter Kreisläufe. Sucht beeinflusst die Neurotransmitter und spezielle Vorgänge im Gehirn, vor allem der Belohnungsstrukturen dergestalt, dass die Erinnerung an vorangegangene Belohnungen zu überstarken körperlichen und psychischen Reaktionen [führt], wie Suchtverlangen oder den unabweislichen Drang, ein bestimmtes Verhalten – auch angesichts negativer Auswirkungen – auszuführen". (Gerlach 2018, 66, Originaltext: https://www.asam.org/quality-care/definition-of-addiction, 20.04.2024).*

1.2 Krankheitsverständnis

Das Suchtdreieck nach Kielholz und Ladewig

Zur Erklärung von Suchterkrankungen wird ein biopsychosoziales Krankheitsmodell herangezogen, das auch als Suchtdreieck bekannt ist, ursprünglich von Kielholz und Ladewig (1972) entwickelt wurde und aus den drei Ms **M**ensch, **M**ilieu und **M**ittel besteht. Es wurde später von Feuerlein modifiziert, der statt der drei Ms die Begriffe Persönlichkeit, Umwelt und Droge verwendete (Feuerlein 1986; Böning 2017).

Grundannahme ist, dass süchtiges Verhalten multifaktoriell und multiperspektivisch verstanden werden muss. Im Zusammenspiel der biologischen, psychologischen oder sozialen Faktoren entsteht süchtiges Verhalten bzw. wird dadurch aufrechterhalten. Zur Persönlichkeit gehören z. B. Alter, Geschlecht, persönliche Konstitution, frühkindliche Entwicklung, Stressbewältigungs-

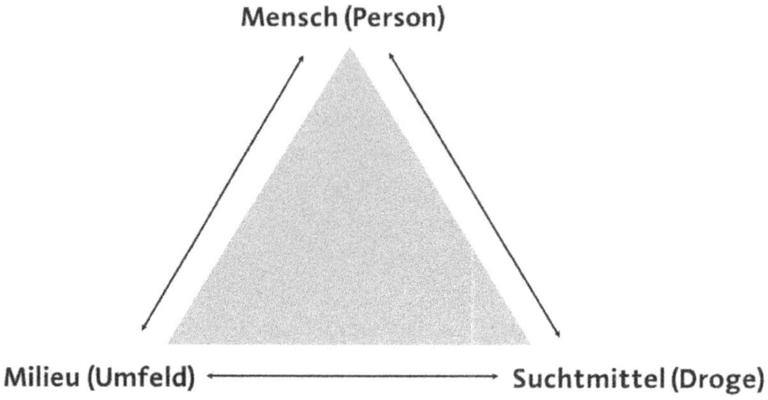

Abb. 1.1: Suchtdreieck nach Kielholz / Ladewig (Böning 2017)

strategien, Auseinandersetzungs- und Konfliktfähigkeit, Selbstwertgefühl, der Umgang mit Gefühlen, aber auch die Einstellung zum Suchtmittel/süchtigen Verhalten. Zur Droge gehören u. a. deren Wirkung, die Konsumdauer sowie die Konsumhäufigkeit. Zum Umfeld gehören u. a. die Peergroup, Freund:innen, Familie, Einstellung der Gesellschaft zum Suchtmittel/süchtigen Verhalten, aber auch die Verfügbarkeit (was in manchen Modellen mit der weiteren Variable des Marktes beschrieben wird). Bei der Genese sind dementsprechend alle drei Faktoren zu berücksichtigen.

Das biopsychosoziale Modell von Gesundheit und Krankheit von Engel

Auch das „biopsychosoziale Modell von Gesundheit und Krankheit" des amerikanischen Internisten und Psychiaters George L. Engel (1977) geht von einem integrativen Ansatz aus, der Krankheit als Störung der Interaktion von körperlichen, psychischen und sozialen Faktoren versteht. Biologische, psychische und soziale Faktoren stehen demnach in Wechselbeziehungen zueinander, was von Bedeutung für die Entstehung und den Verlauf von Krankheiten ist. Hieraus leitet sich die Notwendigkeit ab, bei der Diagnostik, Behandlung und Rehabilitation von Krankheiten alle drei Faktoren einzubeziehen (Pauls 2013).

Das biopsychosoziale Modell der WHO, wie es in der Internationalen Klassifikation der Funktionsfähigkeit, Behinderung und Gesundheit (International Classification of Functioning, Disability and Health – ICF) beschrieben wird, geht dabei noch weiter.

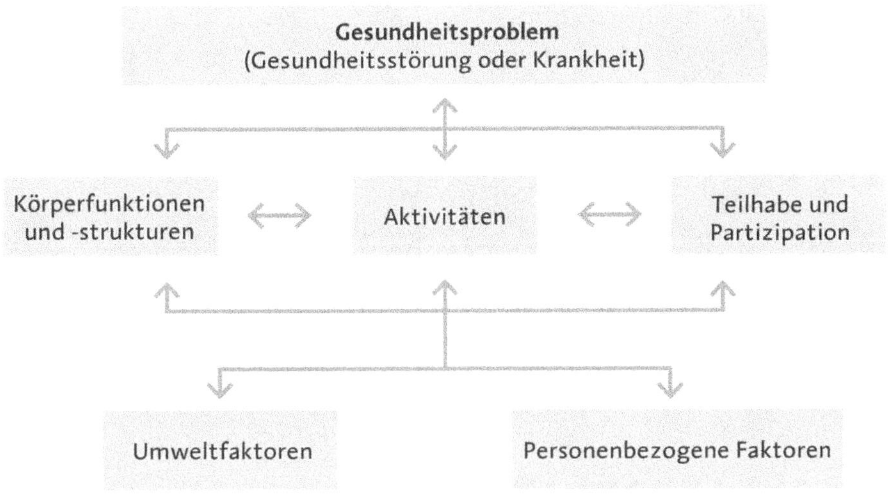

Abb. 1.2: Das biopsychosoziale Modell der Komponenten der Gesundheit

Basierend auf der Trias Krankheit (statt Droge bzw. Mittel), umwelt- und personenbezogenen Faktoren wird dabei davon ausgegangen, dass diese auf die Körperfunktionen und -strukturen, die Aktivitäten und die Teilhabe (Partizipation) einwirken.

In Abbildung 1.3 werden – unter Bezugnahme auf die ICF – beispielhaft die unterschiedlichen, möglichen Auswirkungen von Abhängigkeitserkrankungen aufgezeigt. Dabei ist die Wechselwirkung zwischen den Ebenen der Körperfunktionen und -strukturen, der Aktivitäten und der Teilhabe an Lebensbereichen gut zu erkennen. Sie macht das komplexe Geschehen deutlich, bei dem stabilisierende und / oder belastende Situationen in den verschiedenen Lebensbereichen durch Rückkopplungseffekte miteinander verbunden sind. Die Planung der notwendigen Unterstützung benötigt dementsprechend eine genaue Kenntnis der Situation der Betroffenen, vor allem über vorhandene und beeinträchtigte Fähigkeiten und Fertigkeiten sowie das soziale Umfeld mit den vielfältigen Wechselwirkungen. Ziel der Rehabilitation soll möglichst eine Aufhebung der Einschränkungen sein, sodass ein eigenständiges Leben geführt werden kann (Bundesarbeitsgemeinschaft für Rehabilitation 2006).

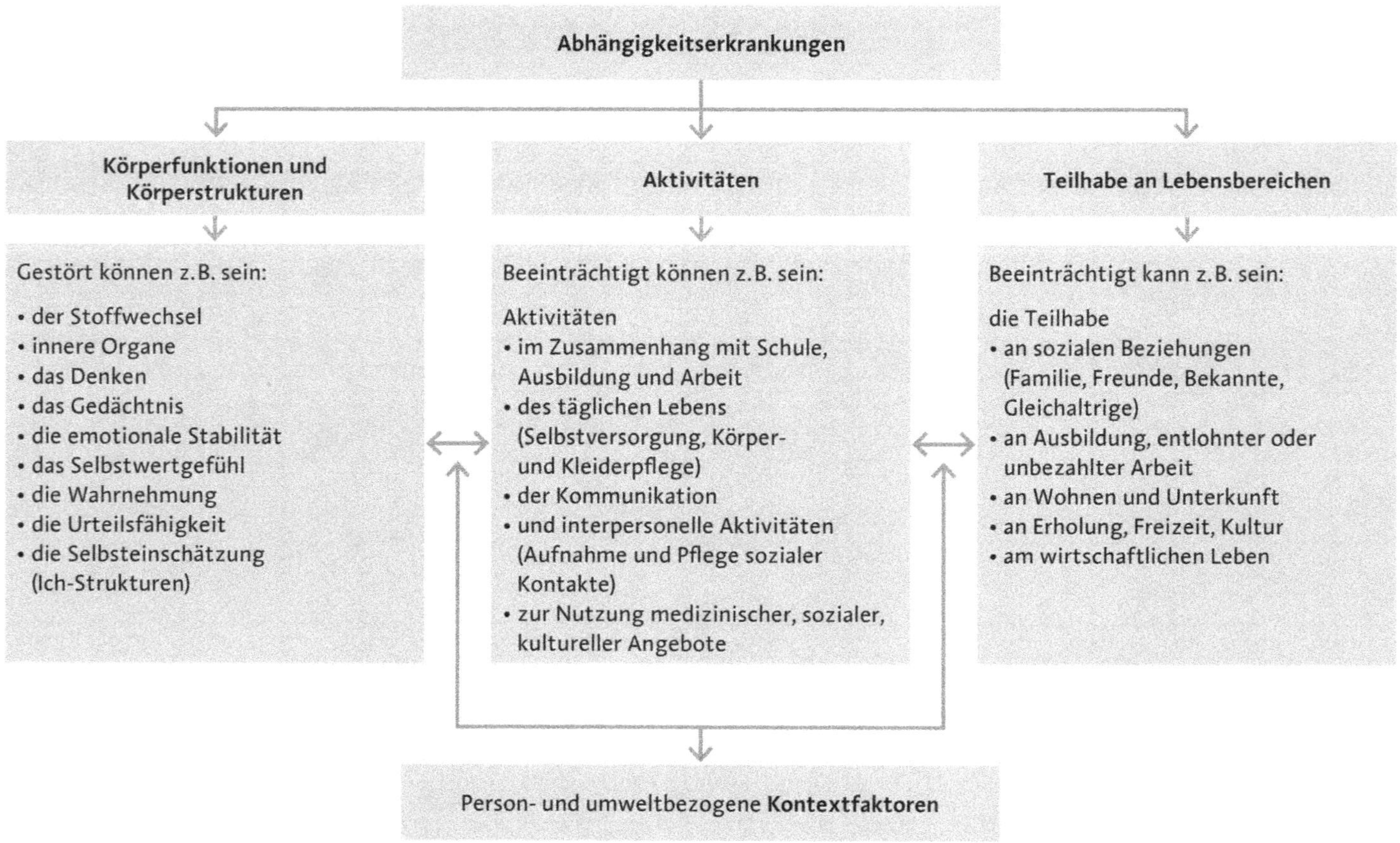

Abb. 1.3: Abhängigkeitserkrankungen unter Bezugnahme auf die ICF

Überträgt man dieses Modell auf Verhaltenssüchte, so ergibt sich – je nachdem, welches Verhalten man betrachtet – ein sehr heterogenes Bild. So sind **Gamer** überwiegend

- sozial isoliert,
- ohne Partnerschaft,
- jung,
- in Ausbildung (nicht erfolgreich) bzw. ohne Beruf,
- haben wenige oder keine Hobbys,
- sind von der Welt und insbesondere von Beziehungen enttäuscht
- und haben wenig bis keine Ressourcen in Bezug auf Beziehungen und Hobbys.

Das Einstiegsalter ist in der Regel sehr früh (ca. 10. bis 14. Lebensjahr).

Surfer und Streamer (sofern es sich nicht um eine Mischform handelt) sind häufig

- ebenfalls sozial isoliert,
- in Ausbildung (nicht erfolgreich; z.B. Scheitern im Studium),
- aber insgesamt mit mehr Ressourcen in Bezug auf Hobbys und soziale Beziehungen ausgestattet, von denen sie tendenziell weniger enttäuscht sind als Gamer.

Menschen mit exzessivem Pornokonsum und/oder hypersexuellem Verlangen hingegen haben häufig

- ein frühes Einstiegsalter,
- sind eher noch in Beziehung,
- in Ausbildung und Beruf erfolgreich,
- leistungsorientiert,
- Freundeskreis und Hobbys sind noch vorhanden.

Glücksspielsüchtige hingegen

- haben ein etwas höheres Einstiegsalter (ca. 16.-18. Lebensjahr),
- Ausbildung oder Arbeit sind vorhanden,
- leben häufiger in Beziehungen und auch mit Kindern,
- haben Hoffnung, in Beziehungen Befriedigung zu finden,
- sind leistungsorientiert,
- haben mehr Ressourcen in Bezug auf Hobbys und Freizeitgestaltung..

Kaufsüchtige

- haben ein späteres Einstiegsalter (häufig mit Beginn der Berufstätigkeit),
- sind bzgl. Alter mit der Gruppe der Glücksspieler:innen vergleichbar,
- sind oft in Beruf und Beziehung,
- haben oft noch Hobbys und Freundschaften (wenngleich aufgrund des süchtigen Verhaltens vernachlässigt).

Hieraus ergeben sich unterschiedliche Beeinträchtigungen, was in den jeweiligen Kapiteln weiter ausgeführt wird.

1.3 Sucht und Migration

In Deutschland lebten 2022 rund 83 Millionen Menschen, davon hatten rund 24 Millionen Menschen einen Migrationshintergrund (rund 29 %). Mehr als die Hälfte aller Personen mit Migrationshintergrund (rund 12,2 Mio.) besitzt die deutsche Staatsangehörigkeit (Sachverständigenrat (SVR) 2023). Menschen mit Migrationshintergrund waren mit durchschnittlich 36 Jahren deutlich jünger als Menschen ohne Migrationshintergrund (durchschnittlich 47 Jahre). Dabei hatten Kinder und Jugendliche besonders häufig eine Zuwanderungsgeschichte (41 % der unter 18-Jährigen), während der Anteil der Personen mit Migrationshintergrund bei den Senior:innen (65 Jahre und mehr) nur bei rund 14 % lag (SVR 2023).

Migration und Flucht werden übereinstimmend als belastendende und zum Teil lebensbedrohliche Ereignisse verstanden, die zu erhöhtem Substanzkonsum und zur Entwicklung einer Sucht führen können. Zudem ist die Wahrscheinlichkeit zur Entwicklung einer Traumafolgestörung erhöht. Erlebte Traumata können ebenfalls zu erhöhtem Suchtmittelmissbrauch und zur Sucht führen (Landesstelle Sucht NRW 2018; Kap. 1.4).

Der Monitoringbericht der ambulanten Sucht- und Drogenhilfe in Nordrhein-Westfalen aus dem Jahr 2021 stellt fest, dass für ein Viertel des Gesamtklientels ein Migrationshintergrund angegeben wird, wovon 15 % selbst eingewandert sind und 10 % als Kind von Migrant:innen in Deutschland geboren wurden (Suchtkooperation NRW 2022). Bei knapp einem Drittel der Personen liegt das Herkunftsland innerhalb der EU (32 %) und bei weiteren 19 % im übrigen Europa. Bei 18 % der Klient:innen bezog sich der Migrationshintergrund auf die Türkei und bei 14 % auf ein Land aus der Region „Süd-Ost-Zentral-Asien“.

Bei den problematisch Glücksspielenden war der Anteil von Personen mit Migrationshintergrund mit 34 % (Kap. 3.1) und bei der Opioidklientel mit 33 % am größten. In der Alkoholgruppe hingegen war der Anteil mit 19 % am geringsten. Über die Nutzung von Gaming/Surfen/Streamen konnten in dem Bericht keine Aussagen getroffen werden, weil die Fallzahlen dafür zu gering waren (Suchtkooperation NRW 2022).

Es ist jedoch davon auszugehen, dass insbesondere bei den jüngeren Migrant:innen die Nutzung digitaler Medien eine ebenso große Bedeutung hat, wie bei Menschen ohne Migrationshintergrund.

1.4 Sucht und Traumatisierung

Verschiedene Studien kommen zu dem Ergebnis, dass durch sexuellen Missbrauch oder körperliche Misshandlung traumatisierte Menschen eine vier- bis fünffach höhere Wahrscheinlichkeit für missbräuchlichen und abhängigen Alkohol- und Drogengebrauch aufweisen. Des Weiteren zeigen Studien, dass Menschen mit einer Posttraumatischen Belastungsstörung (PTBS) einen ca. dreifach höheren Substanzmittelmissbrauch aufweisen als Menschen ohne PTBS. Die PTBS ist oft komorbid mit Angststörungen, depressiven und somatoformen Störungen sowie Persönlichkeitsstörungen. Das Suizidrisiko ist ca. fünfzehnmal höher als bei nicht traumatisierten Menschen. Die beschriebenen Studien untersuchten jedoch nur den Zusammenhang zwischen PTBS und Alkohol- bzw. Drogenmissbrauch (Schäfer 2006).

Doch auch Menschen mit einer Verhaltenssucht weisen im Verhältnis zur Normalbevölkerung vermehrte Traumatisierungen auf. In ihren Biografien finden sich oft interpersonale Traumatisierungen. Hierunter sind zwischenmenschlich verursachte Traumatisierungen (Man-made -Distaster) zu verstehen, die meist in frühen Lebensabschnitten stattfanden. Sie umfassen nicht nur sexuellen Missbrauch und körperliche, sondern auch emotionale Gewalt. Hierunter fallen elterliche Verhaltensweisen wie Ablehnung und Abwertung des Kindes, aber auch Einschüchterung und Bedrohung, ebenso eine mangelnde Förderung und Versorgung sowie *emotionale Nicht-Verfügbarkeit*. Diese unzureichenden Beziehungsangebote werden als *Beziehungs- und Bindungstrauma* verstanden (Schäfer 2006) und auch als Entwicklungstrauma beschrieben (Heller/Lapierre 2021).

DEFINITION

Ein **psychisches Trauma** ist ein vitales Diskrepanzerlebnis zwischen bedrohlichen Situationsfaktoren und den individuellen Bewältigungsmöglichkeiten. Dieses geht mit Gefühlen von Hilflosigkeit und schutzloser Preisgabe einher. Es bewirkt so eine dauerhafte Erschütterung von Selbst- und Weltverständnis (Fischer/Riedesser 2023).

Frühe Traumatisierungen führen zu Störungen

- des Selbstwertes,
- der Identität,
- des Bindungsverhaltens,
- zu dysfunktionalen Copingstrategien,
- der Affektregulation.

Sofern eine Posttraumatische Belastungsstörung (PTBS) oder andere Traumafolgestörungen vorliegen und diese unbehandelt sind, benötigt es ein im Vergleich zur (klassischen) Suchtbehandlung angepasstes Beziehungsangebot und ebenso ein angepasstes Behandlungssetting. Ohne an dieser Stelle vertiefend auf Traumabehandlung eingehen zu können, ist es wichtig, dass der:die Therapeut:in die Coping-Strategien traumatisierter Patient:innen wertschätzt und respektiert, ggf. aber den Zusammenhang zwischen Trauma und Sucht herstellt. Sucht als eine Copingstrategie muss vorübergehend respektiert werden. Sofern eine Traumabehandlung nicht durch die behandelnde Therapeutin oder den behandelnden Therapeuten erfolgen kann, muss unbedingt auf Stabilität geachtet werden, die Vorrang hat. Wenn möglich, sollte parallel zur Suchtbehandlung eine Psychotherapie erfolgen. Die häufige Annahme, dass zunächst die Sucht und dann das Trauma behandelt werden sollte, ist für die Patient:innen nicht möglich, da für sie die Sucht eine Bewältigungsstrategie darstellt. Sollte eine parallele Behandlung ambulant nicht möglich sein, ist eine stationäre Behandlung zu erwägen, wobei dann eine Weiterbehandlung zur Festigung der Abstinenz erstrebenswert ist.

Sofern der:die Patient:in im ambulanten Setting an einer Gruppenbehandlung teilnimmt, sollte die Gruppe zumindest über das Störungsbild der PTBS und ggf. über mit dem:der Betroffenen vereinbarte Sonderregelungen informiert werden (z. B., wenn Rückfälle in Zusammenhang mit der erlebten Traumatisierung und daraus resultierenden Flashbacks stehen und der:die Patient:in in der Gruppe darüber nicht sprechen möchte). Der:die Patient:in entscheidet in jedem Fall selbst, was und wie viel er:sie über sich und die Traumatisierung berichten will. Beratungs- und behandlungsinduzierter Stress soll vermieden werden.

1.5 Sucht und Männlichkeit

Suchterkrankungen stellen die häufigste psychische Störung bei Männern dar. Dies gilt nicht nur bei der Abhängigkeit von Alkohol, sondern auch bei illegalen Drogen wie Cannabis, Kokain und Amphetaminen. Auch bei den nachfolgend beschriebenen Verhaltenssüchten handelt es sich, bis auf die Kaufsucht, um Störungen von denen überwiegend Männer betroffen sind (Klein 2023). Auch wenn sich unser Verständnis von Männlichkeit in den letzten Jahrzehnten verändert hat, so haben auch heute noch viele Männer ein eher traditionelles Männerbild und Rollenverständnis. Theunert weist auf parallele Polarisierungen innerhalb der Gesellschaft hin:

> *Vereinfacht lässt es sich so zusammenfassen: Ein Drittel der Männer ist antifeministisch-misogyn eingestellt, ein Drittel verharrt in passivem Pragmatismus und ein Drittel ist in einer genderreflektierten Vorwärtsbewegung (Theunert 2023).*

Theunert führt aus, dass es einerseits immer mehr Männer gibt, die achtsam sind, die sich mit problematischen Männlichkeitsstrukturen auseinander– und sich diesen widersetzen und auch nachhaltiger leben. Gleichzeitig gebe es aber auch immer mehr Männer, die jegliche Männlichkeitsreflexion grundsätzlich boykottieren. Theunert merkt weiter an, dass sich die Anforderungen der Gesellschaft an Männer im Kern nicht verändert, sondern erweitert haben. Neben den bisherigen Anforderungen als leistungsstarker Ernährer, der weiß, was er will und das auch durchsetzen kann, kämen die Anforderungen hinzu emotional kompetent, einfühlsam und als Vater liebevoll und präsent zu sein. Diese konträren Anforderungen seien allerdings nicht erfüllbar, solange die alten Gebote noch weiterwirkten (Theunert 2023).

In der Behandlung müssen wir also davon ausgehen, dass uns nach wie vor, überwiegend Männer begegnen, die ein traditionelles Männerbild verinnerlicht haben, das von Goldberg (1990) folgendermaßen beschrieben wird:

- je weniger Schlaf ich benötige,
- je mehr Schmerzen ich ertragen kann,
- je mehr Alkohol ich vertrage,
- je weniger ich mich darum kümmere, was ich esse,
- je weniger ich jemanden um Hilfe bitte und von jemandem abhängig bin,
- je mehr ich meine Gefühle kontrolliere und unterdrücke,
- je weniger ich auf meinen Körper achte,

desto männlicher bin ich!

Auch Hollstein (2001) stellt fest, dass die traditionelle Männerrolle von Leistung, Härte, Macht, Distanz, Konkurrenz, Gefühllosigkeit, Kampf und Gewalt geprägt ist. Die männliche Sozialisation ist auf Wettbewerb, Leistung und Kompetenz ausgerichtet und das persönliche Glück dementsprechend von harter Arbeit, Sicherheit und Erfolg abhängig. Die Fixierung auf äußere Ziele und Werte führt zur Abspaltung des Gefühlslebens. Hollstein (2001, 82) benennt folgende Bereiche männlicher Sozialisationsdefizite:

- „Körperbewusstsein
- Geschmack
- Hygiene
- Genussfähigkeit
- Entspannung
- Fürsorge
- Beziehungsfähigkeit“

und stellt fest, dass die männliche Identität stark vom Status in der Arbeitswelt und damit verbundenem Erfolg definiert ist und sich nicht von innen heraus speist. Männer wissen oft nicht, wer sie sind und fühlen sich innerlich leer. Die Leere werde häufig durch Suchtmittel gefüllt (Hollstein 2001). Zu den Eigenschaften, die es braucht, um dem oben skizzierten Männerbild gerecht werden zu können, gehören dementsprechend u.a.:

- Mut,
- Risikobereitschaft,
- Aggressivität,
- Stärke,
- Dominanz,
- Rationalität,
- Kontrolle über Gefühle.

Demgegenüber müssen Gefühle von Hilflosigkeit, Verletzlichkeit, Wünsche nach Nähe etc. abgewehrt werden. Suchtmittelkonsum reduziert einerseits Ängste und Gefühle wie Trauer und Schmerz, andererseits steigert er zum Teil die Aggressivität, das Risikoverhalten sowie die Impulsivität und Gewalttätigkeit (Klein 2023).

Vor allem die jungen Gamer entsprechen dem beschriebenen Männerbild am wenigsten und können sich mit diesem auch kaum identifizieren, was sich auch in dem Kernmerkmal der Störung, nämlich der Identitätsdiffusion widerspiegelt (Kap. 4.2 Hauptmerkmmale). Die Glücksspieler entsprechen dem zuvor skizzierten Männerbild am ehesten.

Männer befinden sich demnach sozialisationsbedingt im Zustand einer Inkongruenz. Auch Neumann und Süfke leiten sozialisationsbedingt ab, dass Männer in Kindheit und Jugend zunehmend den Kontakt zu den eigenen Impulsen, zu der eigenen inneren Welt und damit verbundenen Bedürfnissen und Gefühlen verlieren und das aus der Externalisierung ein „grundlegendes Kongruenzdilemma" (Neumann / Süfke 2004, 30) hervorgeht. Sie leiten daraus ab, dass das Erreichen einer Selbstkongruenz das zentrale Therapieziel darstellt.

Die zuvor beschriebene Sozialisation erschwert es auch, Hilfe anzunehmen. Dazu müsste *Mann* sich ja zunächst eingestehen, die Kontrolle über das Suchtverhalten verloren zu haben und äußere Hilfe zu benötigen. Dies aber löst Unbehagen bzw. Angst aus, der sich die „unbewusste Abwehrhaltung der Maskulinität widersetzt" (Goldberg zit. nach Hollstein 2001, 70). Nach Goldberg kann dieser Prozess des Abbaus der Abwehrhaltung häufig erst durch eine Krise erfolgen. Selbst in der Krise verharren Männer immer noch häufig genug in ihrer Sucht, als vermeintlichem Fluchtweg aus diesem Dilemma. Die Krise müsse deshalb lang genug andauern, um für die Veränderung und damit für einen Wachstumsprozess offen zu werden.

Für Suchterkrankungen ist es typisch, dass diese chronisch verlaufen und sich die Betroffenen über einen langen Zeitraum, selbst nach schwerwiegenden Folgen, ihren Kontrollverlust sowie ihre Ohnmacht dem Suchtmittel gegenüber nicht eingestehen können.

Viele Männer stehen einer Behandlung / Therapie eher skeptisch gegenüber und bezweifeln, ob diese ihnen wirklich hilft. Sie werten das „Psycho-Gelaber" ab und glauben nicht daran, dass Sprechen hilft. Oder aber sie suchen die schnelle Hilfe, um das Problem in den Griff zu bekommen, wollen wissen, was sie tun müssen, sich aber eher nicht auf die Erkundung ihres inneren Erlebens einlassen.

BEISPIEL

P: Ich weiß eigentlich auch nicht, wie Sie mir helfen können, schließlich muss ich es ja doch alleine schaffen, wenn ich diesen Raum verlasse.
Th: Sie zweifeln, ob das Reden mit mir hilft, Ihre Sucht in den Griff zu bekommen.
P: Draußen können Sie mich ja schließlich nicht vom Spielen abhalten.
Th: Sie haben recht, wenn Sie den Raum verlassen, sind Sie allein und müssen dem Suchtdruck widerstehen. Wir können hier gemeinsam reflektieren, wodurch der Suchtdruck ausgelöst wird und Strategien entwickeln, wie Sie diesem dann begegnen können.
P: Was soll ich da reflektieren, der Druck ist einfach immer da.

Th: Dass Sprechen und Reflektieren in Ihrer Situation helfen sollen, ist für Sie schwer vorstellbar. Meinen Sie, Sie könnten mir da ein wenig vertrauen?
P: Ich muss zugeben, dass es mir schwerfällt, Hilfe anzunehmen. Eigentlich denke ich, dass ich das selbst schaffen muss.
Th: Das ist der Anspruch, den Sie an sich selbst haben, es eben alleine schaffen zu müssen und nicht auf Hilfe angewiesen zu sein.
P: Genau, aber ich sitze ja hier, weil ich es in der Vergangenheit immer wieder versucht habe, es alleine in den Griff zu bekommen. Bisher erfolglos.
Th: Und nun sitzen Sie bei mir, in der Hoffnung, dass ich Ihnen helfen kann.
P: Am liebsten wäre mir, wenn Sie mir sagen würden, was ich tun muss.

Männer haben oft einen schlechteren Zugang zu ihren Gefühlen. Sie beschreiben deshalb weniger ihr Gefühlserleben als das, was sie in der Woche gemacht haben. Sie können das Alleinsein schlecht aushalten und mit sich selbst wenig anfangen, spüren oft – wie oben beschrieben – eine innere Leere, die sich gut mit Suchtmitteln und suchtähnlichem Verhalten verdrängen lässt. Dadurch entstehen gerade zu Beginn der Behandlung immer wieder rückfallgefährdende Situationen. Das Inkongruenzerleben wird durch die Sucht – bei der sich die Betroffenen häufig innerlich krank, kaputt, allein, traurig und als Versager fühlen – zusätzlich verstärkt.

2 Personzentriertes Verständnis von Suchterkrankungen

Wie im vorausgegangenen Kapitel beschrieben, zeichnen sich Suchterkrankungen dadurch aus, dass ein unangenehmer, konflikthafter, unlösbarer Gefühlszustand (Inkongruenz) durch Einnahme einer Substanz oder dem Ausüben eines bestimmten Verhaltens beeinflusst und verändert wird. Feselmayer und Heinzl (1985) haben in ihrem Artikel über die klientenzentrierte Psychotherapie mit Suchtkranken darauf hingewiesen, dass ein Teil der Suchtkranken im Rahmen eines psychischen Konfliktes zu trinken begonnen hat und dass eine Diskrepanz zwischen Wunsch- und Selbstbild, also eine Inkongruenz, besteht. Auch Swildens (1991) weist in seiner Prozessorientierten Gesprächspsychotherapie bei *Drang-Krankheiten* auf die in der Regel negative Grundstimmung hin, aus der heraus das Drang-Verhalten erfolgt. Dabei subsumiert Swildens unter *Drang-Krankheiten* sowohl stoffgebundene Abhängigkeiten als auch das Glücksspiel, sexuelle Perversionen oder Kleptomanie (Swildens 1991). Speierer (1994, 2012) weist – in Bezug auf den Konsum psychotroper Substanzen – darauf hin, dass dieser dazu dient, wahrgenommene Inkongruenz zu unterdrücken und so eine scheinbare Kongruenz erreicht wird. Nach seinem Ansatz des Differentiellen Inkongruenzmodells (DIM) basieren die Inkongruenzen auf

> *„[...] defizitären sozialkommunikativen, konflikthaften oder stresshaften überfordernden Erfahrungen, (störungs)dispositionellen Vulnerabilitäten und seelisch sowie körperlichen vital bedrohlichen Lebensereignissen und in ihrer Folge zukunftsbezogenen negativen Erwartungen" (Speierer 2012, 107).*

Finke und Teusch haben einen störungsspezifischen Ansatz zur Behandlung einer Alkoholabhängigkeit vorgestellt (Finke/Teusch 2001). Finke beschreibt folgende Schlüsselthemen:

- Trink- und Abstinenzmotivation,
- Rauscherleben und Suche nach Erfüllung,
- Bewältigung negativer Emotionen wie Scham- und Schuldgefühle, Angst und Ärger (Finke 2004).

Bensel und Gauls haben diesen Ansatz auf die Glücksspielsucht übertragen (Bensel/Gauls 2001; Gauls 2012).

2.1 Suchtdynamik

Bei Suchterkrankungen ist von einer Eigendynamik auszugehen, die dadurch entsteht, *dass bei wahrgenommener Inkongruenz eine Konfliktspannung* spürbar wird, die sich durch unangenehmes psycho-physisches Erleben von Angst, Depression, Anspannung, Unruhe o.Ä. zeigt. Diese unangenehmen Gefühle lassen sich durch die Einnahme psychotroper Substanzen, aber auch durch süchtige bzw. pathologische Verhaltensweisen reduzieren oder gänzlich überdecken. Hierdurch kann das Selbstkonzept der Person aufrechterhalten und nicht integrierte, beunruhigende und/oder wenig geschätzte Aspekte der eigenen Person unterdrückt werden. Erst durch das Abklingen der Wirkung (des Rausches) wird auch die Inkongruenz (wieder) spürbar. Der Suchtmittelkonsum und ebenso die Verhaltenssüchte dienen also der Aufrechterhaltung des Selbstkonzeptes und vermitteln zumindest zeitweise ein Gefühl der Kongruenz. Dies hat jedoch zur Folge, dass zur Aufrechterhaltung der so gewonnenen Schein-Kongruenz der Konsum bzw. das Verhalten immer wieder wiederholt werden muss, was letzten Endes in die Abhängigkeit und zu weiteren sekundären Inkongruenzen führt. Die Eigendynamik des süchtigen bzw. suchtähnlichen Verhaltens bringt ihrer-

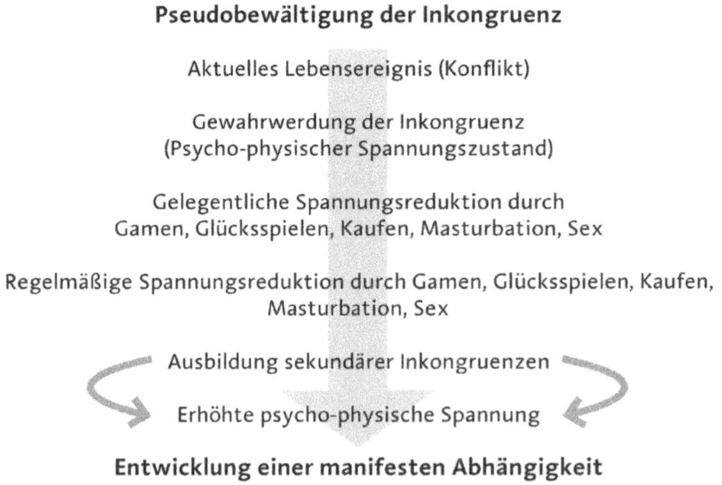

Abb. 2.1: Pseudobewältigung der Inkongruenz (Bensel/Gauls 2001; modif. durch den Autor)

seits weitere Inkongruenzen mit sich, die zur Fortführung des geschilderten Kreislaufes beitragen (Bensel et al. 2007; Bensel 2012; Gauls 2012).

Sekundäre Inkongruenz

Unter sekundären Inkongruenzen werden Inkongruenzen verstanden, die sich aus dem süchtigen und suchtähnlichen Verhalten heraus ergeben. Dies sind z.B. aggressives Verhalten, Kontrollverlust, Schulden, Schuld- und Schamgefühle, familiäre Konflikte, Scheitern in Ausbildung oder Beruf sowie Kriminalität, die nicht in das Selbstkonzept integriert werden können (Bensel 2012). So kann z.B. ein Glücksspieler, der sich verschuldet hat und seine Miete, Strom und Gas nicht bezahlen kann, es nicht mit dem Selbstideal vereinbaren, ein gewissenhafter und verlässlicher Mensch zu sein. Noch schwieriger wird seine Situation, wenn er sich in einer Partnerschaft befindet und Kinder hat. Wenn das Geld verspielt ist, sich die Familie nichts leisten kann, auf Urlaube oder auch Kleidung verzichten muss oder das Sparschwein der Kinder geplündert ist, dann kollidiert dies mit dem Anspruch, ein guter Partner und Vater sein zu wollen.

Abstinenznotwendigkeit

Aus der beschriebenen Suchtdynamik ergibt sich, dass die Betroffenen die ursprüngliche Inkongruenz nur dann wahrnehmen können, wenn diese nicht durch die Einnahme von Substanzen oder süchtigem bzw. suchtähnlichem Verhalten überdeckt wird. Feselmayer und Heinzl (1985) haben darauf hingewiesen, dass die Behandlung dementsprechend in zwei Stufen erfolgen soll: In der ersten Stufe ist das Ziel das Erreichen einer Abstinenz, sodass in der zweiten Stufe die Behandlung der Grundstörungen erfolgen kann. Speierer (2012) legt das Phasenmodell von Feuerlein zugrunde, in dem zwischen Kontakt- und Motivationsphase, Entgiftungsphase vor Motivationsphase und Therapie- bzw. Entwöhnungsphase unterschieden wird.

Auch Swildens hat in seinem Ansatz der *Prozessorientierten Gesprächspsychotherapie* darauf hingewiesen, dass bei den Drangkrankheiten – die er u.a. am Beispiel des Alkoholismus beschreibt – zunächst eine „Prämotivationsphase" erforderlich ist, um eine ausreichende Motivation für die angestrebte Behandlung zu erreichen. Im Anschluss daran sei es wichtig, sich dem Symptom zuzuwenden, da dieses ja nicht automatisch verschwunden ist, was Swildens (1991) die Symptom-/Syndromphase nennt, bevor dann in die Bearbeitung der Hintergrundthemen übergegangen werden kann. Auch Finke (2004) weist als Schlüsselthemen in der Behandlung der Alkoholabhängigkeit auf die Notwendigkeit einer Trink- und Abstinenzmotivation sowie auf Rückfallprävention/-bearbeitung sowie die Bearbeitung negativer Emotionen hin. Dass neben der Verwirklichung der drei Therapieprinzipien (Empathie, Wertschätzung/Akzeptanz und Kongruenz) ein störungsorientiertes Vorgehen notwendig ist, um eine Sucht erfolgreich zu behandeln, darauf legt auch Bensel (2012) Wert, der als zentrale Themen – ebenso wie Finke – Motivation/Ambivalenz, Schuld- und Schamgefühle sowie Rückfallprävention und –bearbeitung benennt.

Auch wenn sich diese Ausführungen auf die Alkoholabhängigkeit beziehen, bei der es – so wie bei anderen substanzbezogenen Süchten auch – zu schweren körperlichen Entzugssymptomen kommen kann, so gilt auch für Verhaltenssüchte, dass eine ausreichende Reduktion oder auch eine komplette Abstinenz erzielt werden muss, um Inkongruenzen wahrnehmen und behandeln zu können. Dabei gibt es bei den Störungsbildern durchaus Unterschiede: Während z. B. bei der Glücksspielsucht erfahrungsgemäß eine dauerhafte Abstinenz anzustreben ist, so ist dies beim pathologischen Kaufen oder auch dem hypersexuellen Verlangen nicht möglich und bei den Gamer:innen oft (zumindest zu Beginn der Beratung und Behandlung) nicht erwünscht.

Insbesondere im ambulanten Rahmen ist ein modifiziertes und vom klassischen Abstinenzparadigma abweichendes Vorgehen unumgänglich. Hier bietet es sich an, mit dem sogenannten Ampelmodell zu arbeiten.

Das Ampelmodell

Das Ampelmodell bietet sich an, um festzulegen, welches Verhalten in Zukunft nicht mehr erwünscht ist, welches Gefahren birgt und welches unproblematisch ist (Petry 2010; Schuhler/Vogelgesang 2011):

- Rot = unerwünschtes Verhalten
- Gelb = gefährliches/gefährdendes Verhalten
- Grün = unproblematisches Verhalten

Dabei ist es zunächst erforderlich, zu klären, welche weiteren Ziele außerhalb einer Reduktion des süchtigen oder suchtähnlichen Verhaltens noch erreicht werden sollen (z. B. Fortsetzung des Studiums, der Ausbildung oder (Wieder-) Aufnahme von Freizeitaktivitäten oder sozialen Beziehungen). Das Ampelmodell ist dementsprechend individuell und sieht für alle Patient:innen anders aus. Wie ein Ampelmodell aussehen kann, wird in den entsprechenden Kapiteln vorgestellt.

2.2 Grundsätzliches zu Komorbidität, der Beschreibung des Selbstkonzeptes und der Inkongruenzkonstellation

Den nachfolgenden Beschreibungen liegt die Schwierigkeit zugrunde, dass es den typischen Suchtkranken mit suchttypischen Persönlichkeitsmerkmalen nicht gibt. Hierauf haben auch Finke (2004) und Swildens (1991) hingewiesen. Finke verzichtet deshalb auf die Beschreibung einer typischen Inkongruenz- und Beziehungskonstellation und auch auf eine Fallskizze. Weiterhin ist zu berücksichtigen, dass Suchterkrankungen selten als einzelnes Störungsbild, sondern in Zusammenhang mit anderen sogenannten komorbiden Störungen auftreten. Diese finden sich zum Teil nicht häufiger, als in der Gesamtbevölkerung auch, bei einzelnen Störungen jedoch ist ein deutlich erhöhtes Vorkommen festzustellen (siehe Hinweise in den einzelnen Kapiteln).

Ich habe dennoch den Versuch unternommen, bestimmte Inkongruenz- und Beziehungskonstellationen sowie die damit verbundenen Selbstkonzepte für die nachfolgenden Störungsbilder zu beschreiben, so wie sie in der Praxis häufiger vorkommen. Dabei ist zu berücksichtigen, dass diese nicht aus der Sucht alleine resultieren, sondern vielmehr in Zusammenhang mit den komorbiden Störungen und auch zugrundeliegenden Persönlichkeitsstrukturen verstanden werden müssen. Sie weisen deshalb auch Übereinstimmungen mit Beschreibungen auf, wie sie für andere Störungsbilder, wie z. B. Depressionen, aber auch aus dem Spektrum der sogenannten Persönlichkeitsstörungen vorliegen. Abschließend sei darauf hingewiesen, dass nicht bei allen Patient:innen die Kriterien für eine weitere Diagnose, außerhalb der bestehenden Suchtdiagnose, ausreichend erfüllt sind. Die aufgeführten Konstellationen und Selbstkonzepte sind demnach als exemplarisch zu verstehen.

3 Glücksspielsucht

3.1 Beschreibung des Phänomens

Glücksspiele sind so alt wie die Menschheit selbst. Erste Überlieferungen stammen aus Ägypten (3000 v. Chr.), wo auch Würfel aus Elfenbein aus dem Jahre 1573 v. Chr. gefunden wurden. Früh wurde auch auf die negativen Folgen des Glücksspiels hingewiesen, so z. B. von Tacitus (51 – 116 n. Chr.), der sich dafür aussprach, Staatsbeamten das Glücksspiel zu verbieten (Meyer / Bachmann 2000). Im 14. Jahrhundert folgten Kartenspiele und nachfolgend auch Verbote, die wie auch heute noch, immer wieder Sonderbestimmungen und Gesetzeslücken aufwiesen und letztlich die *Spielleidenschaft* nur mäßig beeinflussten. Lotterien kamen in Europa im 16. Jahrhundert auf und mit dem Roulette im 17. Jahrhundert etablierten sich Spielcasinos, meist in Kurorten, wie z. B. in Baden-Baden und Bad Homburg. An beiden Orten spielte auch der russische Schriftsteller Fjodor M. Dostojewski, der seine Spielsucht sehr eindrücklich in dem autobiografischen Roman „Der Spieler" beschrieb (Dostojewski 1987).

Im deutschen Sprachgebrauch finden sich noch Aussagen wie „der hat Haus und Hof verspielt", was verdeutlicht, dass die Teilnahme am Glücksspiel zu massiven Folgen nicht nur für die:den Betroffene:n selbst, sondern auch für deren Angehörige führt.

Glücksspielrecht in Deutschland, Österreich und der Schweiz

Aufgrund der Gefahren, die vom Glücksspiel für Betroffene und deren Angehörigen ausgehen, ist Glücksspiel in Deutschland verboten bzw. darf nur unter staatlicher Kontrolle ausgeübt werden. Anbieter:innen müssen dementsprechend Auflagen erfüllen, wie z. B. die korrekte Durchführung des Glücksspiels, das Vorhalten eines Sozialkonzeptes und die Gewährleistung des Jugend- und Spielerschutzes. Dies wird durch den aktuell gültigen „Staatsvertrag zur Neuregulierung des Glücksspielwesens in Deutschland (Glücksspielstaatsvertrag, kurz: GlüStV 2021)" geregelt, der u. a. Aspekte des Spielerschutzes, aber auch die Regulierung eines legalen Glücksspielmarktes (siehe § 1) beinhaltet. Zum Spielerschutz gehört die Option einer bundesweit gültigen Sperrmöglichkeit.

Glücksspiele dürfen auch in der Schweiz nur von bewilligten Casinos und Lotteriegesellschaften angeboten werden. Seit Januar 2019 sind alle Geldspiele im Bundesgesetz über Glücksspiele (BGS) geregelt. Es vereint das bisherige Spielbanken- und das Lotteriegesetz. Auch dort sind die Betreiber:innen verpflichtet, ein Sozialkonzept vorzulegen und müssen Maßnahmen zum Spielerschutz erarbeiten, welche beschreiben, wie das Casino einer potenziellen Spielsucht sowie den sozial schädlichen Auswirkungen des Spiels vorbeugen oder diese beheben will.

Auch in der Schweiz besteht die Option einer Spielsperre, die – ebenso wie in Deutschland – selbst beantragt, aber auch durch eine:n Angehörige:n erwirkt und vom Casino selbst ausgesprochen werden kann. Eine Spielsperre gilt für alle Casinos in der Schweiz sowie für alle online durchgeführten Geldspiele, die unter das BGS fallen einschließlich allen Online-Spielangeboten von Swisslos, La Loterie Romande und allen Schweizer Spielbanken.

Auch in Österreich unterliegt das Glücksspiel einem staatlichen Monopol. Die einzige staatliche Glücksspiellizenz hat die Casinos Austria AG.

Neben zwölf Spielcasinos betreibt die Casinos Austria AG gemeinsam mit der Österreichischen Lotterie GmbH die Online-Glücksspiel-Plattform „win2day". Für diese Online-Glücksspiele liegt ebenfalls eine staatliche Lizenz vor. Neben Lotterie-Spielen wie dem Glücksspiel Lotto Österreich, EuroMillionen und Toto werden auf win2day Casinospiele, Sportwetten, Bingo und Poker angeboten. Vergeben werden Lizenzen vom österreichischen Finanzministerium, das die Kontrolle über die Einhaltung des Glücksspielgesetzes (GSpG) innehat und neue Gesetze erlässt.

Die beliebten und traditionellen Sportwetten fallen hingegen in den Zuständigkeitsbereich der einzelnen österreichischen Bundesländer.

Für alle Arten von Lotteriespielen ist die staatlich lizenzierte „Österreichische Lotterie GmbH" zuständig, die ihre Produkte über das Internet und über Video-Lotterie-Terminals anbietet sowie Partnerin der Casinos Austria AG ist. Auch in Österreich besteht die Option, sich sperren zu lassen. Die Sperren haben in den einzelnen Ländern unterschiedliche Mindestlaufzeiten und können auch unbefristet beantragt werden.

Epidemiologie

Laut dem Glücksspielatlas Deutschland (2023) sind 2,3 % der Bevölkerung zwischen 18 und 70 Jahren, bei Anwendung der Kriterien des Diagnostischen und Statistischen Manuals (DSM-5), von einer „Störung durch Glücksspiel" betroffen. Es wird zwischen einem leichten (4 – 5 Kriterien: 1,1 %), einem mittleren (6 – 7 Kriterien: 0,7 %) sowie einem schweren (8 – 9 Kriterien: 0,5 %) Schweregrad unterschieden. Weitere 5,7 % der Bevölkerung zeigten Symptome einer Glücksspielstörung, was einem riskanten Glücksspielverhalten entspricht. Demzufolge wird bundesweit von etwa 1,3 Millionen Betroffenen mit einer Glücksspielsucht sowie weiteren etwa 3,25 Millionen Betroffenen mit riskantem Glücksspielverhalten ausgegangen (Schütze et al. 2023). Männer sind von einer glücksspielassoziierten Störung mit einem Anteil von 3,5 % deutlich häufiger betroffen als Frauen mit 1,1 % (Buth et al 2022).

Definition Glücksspiele

DEFINITION

Glücksspiele zeichnen sich dadurch aus, dass man – um an ihnen teilnehmen zu können – bereit sein muss, Geld einzusetzen, mit der Option, mit dem Einsatz einen Gewinn zu erzielen (also das Geld zu vermehren) oder aber, den Einsatz zu verlieren. Über den Ausgang des Spiels entscheidet überwiegend bzw. ausschließlich der Zufall.

Beispiele, bei denen der Ausgang des Glücksspiels **ausschließlich** vom Zufall abhängig ist, sind Lotto, Rubbellose oder Roulette. Zwar werden im Spielcasino ständig die Permanenzen angezeigt und damit suggeriert, dass man das nächste Ereignis voraussehen kann, aber leider hat die Kugel kein Gedächtnis: Auch nach zehn Runden rot bleibt die Wahrscheinlichkeit 50/50. Auch moderne Geldspielautomaten suggerieren, durch Start- und Stopptasten Einfluss auf den Spielverlauf nehmen zu können, doch die Ausschüttungsquote ist in der Software hinterlegt und ist von Spieler:innen nicht beeinflussbar.

Glücksspiele, die **überwiegend** vom Zufall bestimmt werden, sind Kartenspiele wie z. B. Poker, bei denen Spieler:innen (durch Beobachtung und Wissen um die Wahrscheinlichkeiten) in gewissem Umfang Einfluss nehmen können. Dieser Vorteil verliert sich allerdings, wenn gleichstarke Spieler:innen am Tisch sitzen.

Glücksspiele lassen sich in zwei Kategorien unterteilen: Zum sogenannten *soft-gambling*, also dem weichen Glücksspiel, gehören Spiele um kleine Einsätze, die mit geringer Intensität und Häufigkeit gespielt werden, wie einfaches Lottotippen, Skat mit geringen Einsätzen oder Würfelspiele um die nächste Runde Getränke, Rubbellose oder die Teilnahme an Lotterien.

Zum hard-gambling, dem harten Glücksspiel, zählen Zufalls- und Geschicklichkeitsspiele um größere Geldbeträge wie das Lottosystemspiel, das Spielen an Geldspielautomaten, Casinospiele (Roulette, Poker, Black Jack, Baccara u.Ä.), Pferde- und Sportwetten, sowie alle Formen des illegalen Glücksspiels.

Süchtige Glücksspieler:innen bevorzugen Glücksspiele aus der Kategorie des *hard-gambling*, d.h. Spiele mit hoher Ereignisfrequenz und hohen Geldeinsätzen(z.B. Roulette, Geldspielautomaten, Poker, Sportwetten oder auch Börsenspekulationen).

Das Internet hat auch Einfluss auf die Entwicklung des Glücksspielmarktes genommen. Dominierten in den 1980er und 1990er Jahren die Automatenspieler:innen in Beratung und Therapie, so stieg in den 2000er Jahren die Anzahl der Sportwettenspieler:innen an, die ihre Wetten nicht nur in Sportwettbüros, sondern auch online platzieren konnten. Zunehmend etablierten sich (illegale) Online-Spielcasinos, in denen bis heute Poker, Roulette oder auch Automatenspiele gespielt werden können. In unsere Einrichtung kommen inzwischen mehrheitlich Menschen, die online am Glücksspiel teilnehmen, gefolgt von Automatenspieler:innen. Auch bundesweit ist ein Anstieg der Online-Spieler:innen zu beobachten (Meyer 2023).

Krankheitsverlauf

Zu Beginn der Glücksspielproblematik motiviert der (in Aussicht stehende) Gewinn zur weiteren Teilnahme am Glücksspiel. Im Verlauf nimmt dies aufgrund zunehmender Verluste an Bedeutung ab. Dafür steigt das Gefühl, Verluste wieder ausgleichen zu wollen, was als „chasing“ (dem Verlust hinterherjagen) bezeichnet wird. Im weiteren und vor allem beim chronischen Verlauf, geht es immer weniger um den Geldgewinn bzw. –verlust und mehr und mehr um das Spielen selbst, meist um negative Gefühle nicht spüren zu müssen.

Folgen der Glücksspielproblematik

Folgen sind u. a.:

- Aufgabe jeglicher Interessen und Hobbies
- Verlust von sozialen Kontakten (zunehmende Isolation)
- Lügen
- Konflikte und Zerrüttung innerhalb der Familie und/oder Partnerschaft
- Arbeitslosigkeit
- Wohnungsverlust
- Schulden
- Kriminalität
- Suizidalität

Die gravierendste Folge einer Glücksspielsucht ist finanzieller Art, da zunehmend mit höheren Geldeinsätzen gespielt wird. Reichen eigene finanzielle Mittel nicht aus, wird Geld geliehen: von der Bank, aber auch von Verwandten und Freund:innen. Aufgrund der Suchtproblematik, lassen sich die entstandenen Schulden jedoch nicht oder nur in Teilen zurückzahlen, was zu einem *Gesichtsverlust* führt, sodass sich die Betroffenen immer mehr schämen und den Kontakten aus dem Weg gehen. Die zunehmende Fixierung auf das Glücksspiel führt zudem dazu, sich immer mehr zu isolieren. So berichten Glücksspieler:innen, dass sie einer Unterhaltung gar nicht mehr folgen konnten, weil sie ständig am Handy ihre platzierte Wette verfolgt oder auch neue Einsätze getätigt haben. Häufig werden Kontakte gar nicht mehr wahrgenommen, entweder aus Scham (weil z. B. kein Geld da ist, um gemeinsam Essen oder ins Kino zu gehen oder gar etwas ausgeben zu können) oder aufgrund der zunehmenden Fixierung auf das Glücksspiel.

Neben der legalen Geldbeschaffung kommt es bei Glücksspielsüchtigen häufig auch zu Beschaffungskriminalität. Diese reicht von Diebstählen in der Familie und im Bekanntenkreis bis hin zu Betrug am Arbeitsplatz in Form von Geldunterschlagungen oder auch (bewaffneten) Überfällen. So unterschlug eine ausgezeichnete Finanzbeamtin über Jahre beim Finanzamt Geld in Millionenhöhe, ein Automobilverkäufer ähnliche Summen bei seinem Arbeitgeber. Ein anderer Spieler hat in der Not einen Supermarkt, wieder ein anderer, eine Bank überfallen.

Diagnostische Kriterien

Glücksspielsucht wird in der ICD-11 unter Störungen durch Substanzgebrauch oder Verhaltenssüchte klassifiziert (6C50) und folgendermaßen beschrieben:

> *„Die Glücksspielstörung ist durch ein anhaltendes oder wiederkehrendes Glücksspielverhalten gekennzeichnet, das online (d.h. über das Internet) oder offline auftreten kann und sich durch Folgendes äußert:*
>
> 1. *Beeinträchtigung der Kontrolle über das Glücksspiel (z.B. Beginn, Häufigkeit, Intensität, Dauer, Beendigung, Kontext);*
> 2. *Zunehmende Priorität des Glücksspiels in dem Maße, dass das Glücksspiel Vorrang vor anderen Lebensinteressen und täglichen Aktivitäten hat; und*
> 3. *Fortsetzung oder Eskalation des Glücksspiels trotz des Auftretens negativer Konsequenzen.*
>
> *Das Glücksspielverhalten kann kontinuierlich oder episodisch und wiederkehrend sein. Das Spielverhalten führt zu erheblichem Leidensdruck oder zu erheblichen Beeinträchtigungen in persönlichen, familiären, sozialen, schulischen, beruflichen oder anderen wichtigen Funktionsbereichen. Das Glücksspielverhalten und andere Merkmale sind in der Regel über einen Zeitraum von mindestens zwölf Monaten zu beobachten, damit eine Diagnose gestellt werden kann, obwohl die erforderliche Dauer verkürzt werden kann, wenn alle diagnostischen Anforderungen erfüllt sind und die Symptome schwerwiegend sind" (Bundesinstitut für Arzneimittel und Medizinprodukte, BfArM).*

Komorbidität

Unterschiedliche Studien weisen Komorbiditäten bei Glücksspielsucht nach. Demnach liegt bei 54,8 % der Glücksspielsüchtigen eine Störung durch Alkoholkonsum, bei 22,5 % eine Störung durch illegale Drogen, bei 63,6 % eine affektive Störung und bei 37,2 % eine Angststörung vor. Auch wurde in einer (wenn auch kleinen) Stichprobe ein erhöhtes Vorkommen des Aufmerksamkeitsdefizit-Hyperaktivitätssyndroms nachgewiesen (Premper 2018). Die in Deutschland bisher größte Studie (PAGE; Meyer et al. 2011) kommt zu nahezu identischen Ergebnissen. Demnach liegt bei dieser Studie bei 54,9 % der Glücksspielsüchtigen eine Störung durch Alkoholkonsum, bei 57,2 % eine affektive Störung sowie bei 37,1 % eine Angststörung vor. Die PAGE-Studie weist bei 35,3 % der Befragten außerdem das Vorliegen einer Persönlichkeitsstörung aus, wobei (so wie in anderen Studien auch) die antisoziale mit 12 % neben der zwanghaften Persönlichkeitsstörung (12,1 %) am häufigsten auftritt, gefolgt von der Borderline- (9,4 %) und der narzisstischen Persönlichkeitsstörung (5,3 %). Auch Menschen mit problematischem Glücksspiel zeigen ein deutlich gehäuftes Vorliegen einer komorbiden Störung, jedoch fällt die Häufigkeit deutlich geringer aus (Meyer et al. 2011).

Einschränkungen im Sinne der ICF

Bei Glücksspielsüchtigen sind vor allem die Bereiche Teilhabe und Aktivität betroffen. Oft sind die sozialen Beziehungen belastet. Aufgrund der Verschuldung können sie sich z. B. keinen Urlaub oder andere Freizeitvergnügen leisten. Wohnung und Arbeit können aufgrund der Verschuldung oder auch der Beschaffungskriminalität am Arbeitsplatz gefährdet sein. Im Bereich der Körperfunktionen und -struktur kann das Denken z. B. auf die Schulden und damit verbunden Zukunftsängsten fixiert sein. Eine Einschränkung der emotionalen Stabilität liegt ebenfalls häufig in Zusammenhang mit dem erlebten Scheitern vor und das Selbstwertgefühl ist ebenso massiv beeinträchtigt. Es gibt eine Wahrnehmungsverzerrung in Bezug auf die Gewinnerwartung. Die Selbstwahrnehmung ist widersprüchlich und nicht zusammenzubringen („Dr. Jekyll und Mister Hyde").

3.2 Besondere Behandlungsaspekte

Selbstsperre, Geldverwaltung, Blockiersoftware

Um eine Abstinenz zu erreichen, ist es gerade zu Beginn der Behandlung sinnvoll, Schutzmaßnahmen einzubauen. Eine Option ist die bereits beschriebene Spielsperre, die allein jedoch meistens nicht ausreichend ist und auch umgangen werden kann. Sie verhindert bestenfalls die weitere Teilnahme am Glücksspiel, bearbeitet aber nicht die negativen Auswirkungen der Glücksspielsucht, wie z. B. den finanziellen Schaden, die Auswirkungen für die Familie oder auch andere psychische Folgen wie z. B. Schuld- und Schamgefühle.

Auch die vorübergehende Abgabe der Geldverwaltung kann ein hilfreicher und notwendiger Schutz vor weiterer Rückfälligkeit sein. Im Laufe der Behandlung sollte aber zunehmend wieder eine Verantwortungsübernahme für die eigenen Geldgeschäfte erfolgen. Es empfiehlt sich ein stufenweises Vorgehen, sodass immer mehr Verantwortungsübernahme erfolgt: zunächst über kleinere

Beträge, die dann gesteigert werden bis hin zur vollständigen Verantwortungsübernahme.

BEISPIEL

Herr X ist Verkäufer und hat mit hohen Summen zu tun. Erhaltene Kaufsummen „leiht" er sich, um hiermit seine prekäre finanzielle Situation durch weitere Teilnahme am Glücksspiel zu verbessern. Er verbucht die Summen verzögert, sodass die Unterschlagungen lange nicht auffallen. Im Alter von 23 Jahren hat er bereits 230.000€ unterschlagen. Im Verlauf seiner Sucht kommen weitere 500.000€ hinzu. Herr X ist, wie viele Spieler, sehr eloquent, charmant, gut gekleidet, freundlich und hilfsbereit. Seine Sucht ist ihm nicht anzusehen, was darauf hinweist, dass eine (große) Inkongruenz zwischen der Fremd- und der Selbstwahrnehmung besteht. Während die Fremdwahrnehmung positiv ist, fühlt sich Herr X als Versager, Dieb und Betrüger, der sein Leben nicht im Griff hat. Dies ist typisch für die Problematik, wie sie in Abbildung 3.1 dargestellt wird.

Die Bedeutung des Geldes in der Behandlung Glücksspielsüchtiger

Glücksspieler:innen verlieren im Verlauf der Sucht die Beziehung zum Geld. Geld wird zu „Spielgeld" und dient der Fortsetzung des Spielens und nicht mehr dazu, den Lebensunterhalt für sich und ggf. andere zu gewährleisten. Die Betroffenen können Miete, Strom und Lebensmittel nicht bezahlen und wissen

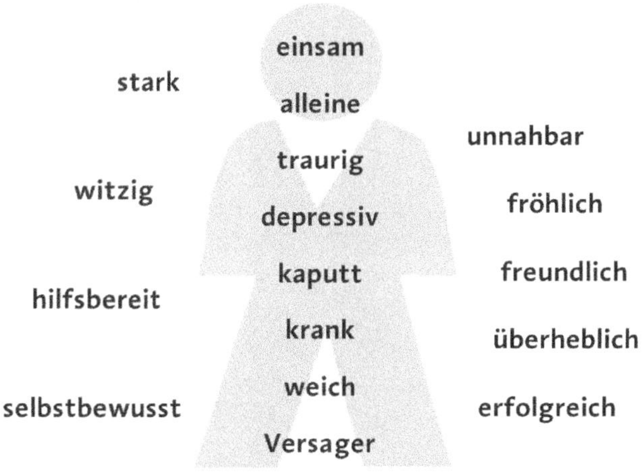

Abb. 3.1: Selbst- und Fremdwahrnehmung

oft nicht mehr, was z. B. ein Päckchen Butter kostet. Auch hierdurch entsteht eine Inkongruenz innerhalb des Selbstbildes: Einerseits jemand zu sein, der im Leben steht, einen Beruf ausübt und darin gut ist. Andererseits trotz guten Gehalts seine Miete nicht zahlen zu können und am Ende des Monats hungern zu müssen wie folgendes Beispiel zeigt:

BEISPIEL

Herr Y liebt Wetten. Der Einstieg in die Sucht beginnt im Alter von Anfang zwanzig. Zehn Jahre später spielt er nahezu täglich mit immer höheren Einsätzen. In der Berufsausbildung scheitert Herr Y und bricht diese ab. Im Anschluss geht er einer ungelernten Tätigkeit nach. Herr Y leiht sich Geld bei Bekannten und in der Familie, kann es aber nicht oder nur teilweise zurückzahlen. Es kommt zu Beschaffungsdelikten am Arbeitsplatz, wobei er das Geld dazu nutzt, seine Schulden zurückzuzahlen und damit sein Selbstbild als gewissenhafter Freund und Sohn wiederherzustellen. Die Glücksspielsucht bleibt unbehandelt. Es kommt zu weiteren Unterschlagungen. Herr Y ist derart verzweifelt, dass er versucht, sich zu suizidieren. Zu diesem Zeitpunkt fehlen ihm schon die finanziellen Mittel, um Lebensmittel zu kaufen.

Als die Unterschlagungen auffallen und ihm gekündigt wird, öffnet er sich der Familie gegenüber, die die Schulden übernimmt, sodass es nicht zur Anklage kommt. Im Gegenzug verpflichtet sich Herr Y zu einer Behandlung, die er ambulant absolviert. Er ist jedoch nicht ausreichend selbstmotiviert, sodass Herr Y weiterspielt und die Behandlung abbricht.

Der Familie weicht er aus Scham aus. Dennoch unterstützt die Familie ihn finanziell immer wieder. Am Ende bestehen nicht nur Angehörigen gegenüber Schulden, sondern es laufen Kredite. Insgesamt bestehen Schulden von mehr als 100.000 EUR. Freundschaftliche Beziehungen sind kaum vorhanden. Herr Y lebt isoliert.

Als Herr Y den zweiten Behandlungsversuch startet, hat er einen erlernten Beruf und ist fest angestellt. Materielle Güter besitzt Herr Y nicht. Die Schulden belasten Herrn Y, der inzwischen über 60 Jahre alt ist, sehr. Er lebt am Existenzminimum und muss dreimal überlegen ob er z. B. essen oder ins Kino gehen kann. Zum Ende des Monats ist das Geld immer sehr knapp. Die angespannte finanzielle Situation führt zu Beginn der Behandlung immer wieder zu rückfallgefährdenden Situationen, da Herr Y der spielertypischen Illusion erliegt, nur durch das Glücksspiel seine

> finanzielle Situation verbessern zu können. Herr Y versteht sein Verhalten/sein Denken selbst nicht, denn er hält sich grundsätzlich für intelligent und hat als leitender Angestellter beruflich mit Geld zu tun.

In diesem Fallbeispiel wird nicht nur die *Inkongruenz zwischen Selbstideal und Selbstbild* deutlich, sondern auch die spieler:innentypische *Wahrnehmungsverzerrung* im Hinblick auf die Gewinnerwartung sowie *Schuld- und Schamgefühle* als Folge der Glücksspielsucht.

Geld (bzw. fehlendes Geld) hat in der Behandlung von Glücksspielsüchtigen eine besondere Bedeutung. Zum einen stellt es ein Motiv zur Teilnahme am Glücksspiel dar. Zum anderen befriedigt der Besitz von Geld psychosoziale Bedürfnisse wie soziale Geltung und Prestige und hat positive Eigenschaften wie z. B. das Gefühl von Sicherheit, soziale Anerkennung, Freiheit und Macht. Geld kann zudem belohnend, bestrafend oder als Wiedergutmachung eingesetzt werden. Wie viel Geld jemand besitzt, ist für viele Menschen symbolischer Ausdruck des Wertes einer Person und trägt damit auch zu Identitätsbildung und zur Verbesserung des Selbstwerterlebens bei (Petry 1996). Geldverlust hingegen führt zur Selbstabwertung, schwächt das Selbstwerterleben und ist somit Quelle weiteren Inkongruenzerlebens.

Den positiven Eigenschaften des Geldbesitzes steht negativ die moralische Verwerflichkeit gegenüber. Die Art, wie wir mit Geld umgehen, hängt nämlich sehr davon ab, woher das Geld stammt. Wurde es erarbeitet, besitzt es einen höheren Wert, als wenn es geerbt oder gewonnen wurde (Petry 1996). Bei den beiden letztgenannten Geldquellen wird das Geld deutlich leichter wieder ausgegeben. Gewinne aus Glücksspielen gelten in manchen Kulturen als *verwerfliches* Geld, das bestenfalls gleich wieder ins Glücksspiel fließt.

Glücksspieler:innen können im Laufe einer Suchterkrankung einen eher geizigen Geldstil entwickeln, um möglichst viel „Spielgeld" zu haben, oder auch sehr großzügig mit Geld sein, um z. B. etwas wiedergutzumachen. Ein tendenziell geiziger Geldstil ist häufig auch bei der Schuldenregulierung zu beobachten, die dann Vorrang vor allem anderen gewinnt und dazu führt, dass sich die Betroffenen nichts gönnen, aber auch Angehörige auffordern für die Schuldenregulierung zurückzustecken.

Glücksspielsucht und Migration

Personen mit Migrationshintergrund haben ein dreifach erhöhtes Risiko, eine Glücksspielsucht zu entwickeln. Dies erhöht sich nochmals durch Alter und Ausbildungs-/Erwerbsstatus (Meyer et al. 2011). Auch die BZgA stellt in ihrer

Untersuchung fest, „[…], dass das Ausmaß glücksspielassoziierter Probleme mit den Merkmalen männliches Geschlecht, niedrige Schulausbildung, Erwerbslosigkeit und Migrationshintergrund korrespondiert. Menschen mit Migrationshintergrund haben demnach ein deutlich erhöhtes Risiko, eine Glücksspielsucht zu entwickeln" (BZgA 2014; Banz 2019)."

Bei Glücksspieler:innen mit Migrationshintergrund überwiegt die Gruppe der türkischstämmigen männlichen Migranten. Dies ist sicherlich auch vor dem Hintergrund zu verstehen, dass Menschen aus der Türkei nach wie vor die größte Gruppe der Personen mit Migrationshintergrund darstellen (SVR 2023). Für Nordrhein-Westfalen (NRW) ist dort ausgeführt, dass zwei Drittel aller Personen mit Migrationshintergrund selbst eingewandert sind und ein Drittel in Deutschland geboren wurde (68,6% zweite und 31,4% dritte Generation) (Landesstelle Sucht NRW 2018).

Als Hintergrund benennt Sahinöz (2015) für türkischstämmige Migranten, dass es die „Teehauskultur" der Heimat auch in Deutschland gibt und diese eine reine Männerdomäne darstellt. Sie bietet den Männern einen Ort des Rückzugs, des Zusammenseins, des Austausches, der Geselligkeit und des (Glücks-)Spiels. Er weist außerdem darauf hin, dass sowohl die erste, wie auch die zweite, aber auch noch die dritte Generation hier oft den ersten Kontakt zum Glücksspiel hatte. Teestuben seien zudem Orte des illegalen Glücksspiels und es haben dort Geldspielautomaten Einzug gehalten. Die Generationen nutzen die Glücksspielangebote unterschiedlich (Sahinöz 2015).

Die Messung des Migrationserfolges findet häufig über externalisierte, materielle Werte statt. Die Auswanderung nach Deutschland erfolgt mit der Hoffnung auf Reichtum und der Hoffnung, die Daheimgebliebenen hierdurch unterstützen zu können. Die Anhäufung von Statussymbolen wird als Erfolg gesehen, der zu Ansehen, Stolz und Ehre führt (Bensel/Tuncay 2013).

Folgende psychosoziale Belastungsfaktoren werden genannt:

- Entwurzelung
- Anpassungsanforderung
- Sprachbarriere
- Enttäuschung der hochgesteckten Erwartungen
- Festhalten an Rückkehrabsichten, damit verbundene Verunsicherung
- Trennung von Familie

Hieraus ergeben sich folgende Risikofaktoren:

- Tradierung der Statusverbesserung
- Erlebte Diskriminierung

- Geringerer Bildungserfolg
- Loyalitätskonflikt
- Rückkehrabsicht der Eltern im Gegensatz zu eigenen Wünschen
- Trennung von Eltern in frühester Kindheit
- Traumatisierung
- Patriarchalische Familienstruktur
- Veränderung der familiären Hierarchien

(Sahinöz 2015; Becker 2012).

Menschen mit Migrationshintergrund werden in ihrer Familie häufig mit folgenden Aussagen konfrontiert:

„Hör doch einfach auf."

„Verliere niemals Dein Gesicht."

„Bring keine Schande nach Hause."

„Probleme sind privat (und werden in der Familie gelöst)."

„Erfülle die Rolle als Mann."

„Denk an Stolz & Ehre."

Diese kulturell tradierten Werte und Überzeugungen führen zur Hemmung, professionelle Hilfe in Anspruch zu nehmen.

Muslimische Migranten begegnen uns häufig mit der Vorstellung:

- dass Glücksspielsucht keine Krankheit ist,
- sie dementsprechend aus eigener Kraft aufhören können (müssten),
- sie nicht selbst für die Sucht verantwortlich sind (sondern der Spielteufel),
- der:die Therapeut:in das Rezept dagegen hat.

Sie quält oft ein gebrochenes Ehrgefühl sowie Schuld- und Schamgefühle (wegen der Sucht, aber auch aufgrund des Eindrucks, die Rollenerwartungen als Mann nicht zu erfüllen). Sie sind – insbesondere, wenn sie mit der Partnerin / Ehefrau kommen – besonders vorsichtig, haben Angst vor Verlust der männlichen Identität und verfügen über ein kulturell geprägtes, traditionelles Frauenbild.

Hierauf ist in der Beratung und Behandlung unbedingt Rücksicht zu nehmen. So stellt z. B. die oft hilfreiche Abgabe der Geldverwaltung einen Angriff auf die männliche Identität dar, erst recht, wenn dies die Partnerin übernehmen würde, was zusätzlich das Rollenverständnis tangiert. Die Teilnahme an einer Gruppe erscheint oft unmöglich, da die Einstellung besteht, dass man Probleme nicht nach außen trägt.

Es bedarf also zunächst einer Akzeptanz dieser kulturellen Werte und Überzeugungen. Durch das einfühlende Verstehen werden die inneren Annahmen und daraus resultierende Haltungen und Blockaden deutlich. Eine zu frühe Konfrontation, z. B. durch die Teilnahme an einer Gruppe oder die Zustimmung zu einer Geldverwaltung, wenn auch nur zum eigenen Schutz, ist wenig hilfreich. Auch wenn dies grundsätzlich für alle Patient:innen gilt, so ist es bei Menschen mit Migrationshintergrund besonders bedeutsam.

BEISPIEL

Herr Z wurde als zweites Kind in der Türkei geboren. Er berichtet, dass er entgegen der Tradition keine Vorteile durch sein Geschlecht gehabt habe. Er habe sich vielmehr gegenüber der Schwester sehr benachteiligt gefühlt und das Gefühl gehabt, dass die Eltern nie richtig für ihn dagewesen sind. Liebe habe er nicht bekommen. Die Eltern hätten durch ihr Verhalten Hassgefühle in ihm ausgelöst. Der Vater habe bei seiner Geburt bereits in Deutschland gearbeitet, die Mutter sei ihm einige Jahre später gefolgt. Er sei bis zu seinem 7. Lebensjahr bei der Oma in der Türkei aufgewachsen und dort auch eingeschult worden. Im Alter von 8 Jahren sei er nach Deutschland zu den Eltern gekommen. Er habe viele Vorwürfe von den Eltern und auch Schläge bekommen. Zu diesen habe er emotional kein Verhältnis aufgebaut und habe sich im Vergleich zur Schwester wenig gesehen gefühlt. Er habe das Gefühl gehabt, dass die Eltern ihn eher blockiert als gefördert hätten. Nach ca. drei Jahren sei er zurück in die Türkei gegangen und habe die Schule abgebrochen. In der Türkei habe er sich als junger Erwachsener mit Freunden selbstständig machen wollen, wobei ihn die Eltern aber nicht unterstützt hätten. Stattdessen hätten sie ihn nach Deutschland „eingeladen", wo Herr Z dann auch seine spätere Frau kennengelernt habe. Diese habe er mit Anfang zwanzig geheiratet. Er habe als ungelernter Arbeiter gearbeitet, aber parallel gespielt. Innerhalb der Ehe sei es häufiger zu Trennungen gekommen. Hintergrund sei das Einmischen der Eltern gewesen. Er sei damals in die Türkei zurückgegangen, aber durch Intervention der Eltern wieder zurückgekehrt.

Aus der Ehe gingen fünf Kinder hervor. Herr Z macht eine Ausbildung und sorgt materiell für die Familie. Gleichzeitig spielt er jedoch weiterhin. Das Glücksspiel nimmt schnell einen exzessiven Verlauf, sodass Geld für Miete, Lebensunterhalt, aber auch für Urlaube und Kleidung fehlt. Herr Z verschuldet sich, nimmt an illegalem Glücksspiel teil und leiht sich Geld bei sogenannten Kredithaien. Über gewonnenes Geld kann er sich nicht freuen, er verwendet es zum Stopfen von Löchern. Auch seiner Frau kann er Geldgewinne nicht stolz präsentieren, da diese das Geld als schmutzig empfindet und das Glücksspiel insgesamt ablehnt.

Herr Z kommt zu Beginn gemeinsam mit seiner Frau in die Beratung, die auch den Kontakt zur Einrichtung aufgenommen hat. Die Ehe ist durch die Glücksspielsucht, die im Grunde seit Beginn der Ehe besteht, massiv belastet. Frau Z macht ihrem Mann schwere Vorwürfe und dieser gerät schnell in Rechtfertigungsnöte.

BEISPIEL

Frau Z: Ich kann einfach nicht mehr. Die ganzen Jahre habe ich verzichtet und du hast dich darauf verlassen, dass ich Miete und Lebensmittel bezahle und mich um die Kinder kümmere. Ich habe immer nur entbehren müssen.

Herr Z: Das stimmt so nicht, ich habe all die Jahre immer gearbeitet und ebenfalls finanziell für die Familie gesorgt. Ich streite gar nicht ab, auch gespielt zu haben, aber ich habe mich auch nicht vor der Verantwortung gedrückt.

Th: Das ist Ihnen wichtig, festzuhalten, dass Sie sich nicht vor der Verantwortung gedrückt haben und auch für die Familie da gewesen sind, trotz des Spielens.

Herr Z: Ich weiß, dass ich meiner Frau viel Kummer in der Ehe gemacht habe, aber es ist eben auch nicht richtig zu behaupten, sie hätte alles alleine geschultert.

Frau Z: So, und wie oft bist du am Wochenende zu Hause? Ständig musst du arbeiten, um deine Schulden zu begleichen. Wann haben wir einmal Urlaub gemacht?

Th: Ich verstehe Ihre Wut und Empörung über all die Entbehrungen, die Sie aushalten mussten. Ich höre Ihren Mann aber auch sagen, dass er sich nicht vor der Verantwortung drückt und er sitzt mit Ihnen hier. Ich vermute, Herr Z, dass Ihnen das gar nicht so leichtgefallen ist, hierher zu kommen.

In diesem Beispiel war es zunächst wichtig, die Position von Herrn Z deutlicher zu Gehör zu bringen und ihm auch Raum zu geben, denn Frau Z war durch die Wut und Empörung sehr präsent. Gleichzeitig brauchte auch sie Verständnis für ihre Situation. Vor dem Hintergrund, dass Herr Z betonte, seiner männlichen Rolle als Versorger der Familie durchaus nachgekommen zu sein, war deutlich, dass in seinem Selbstkonzept verankert war „ein guter Familienvater und Ehemann sein zu wollen“, weshalb ich dies hervorhob. Dies ermöglichte ihm, sich weiter zu öffnen und auf die Beratung einzulassen. Eine konfrontative Intervention wie z. B.: „Wenn ich mich in die Lage Ihrer Frau versetze, dann kann ich nachvollziehen wie wütend und empört sie aufgrund der vielen Entbehrungen ist“, wie man sie in anderen Konstellationen durchaus auch anwenden könnte, wäre hier wenig hilfreich gewesen, weil es einen Angriff auf *Stolz* und *Ehre* bedeutet hätte.

In den Einzelgesprächen war es möglich, sich mit den erlebten Kränkungen und migrationsbedingten Folgen, z. B. dem frühen Verlust der Eltern durch deren Weggang nach Deutschland, die dadurch fehlende Bindung sowie die Sehnsucht, irgendwo dazuzugehören und eine Familie zu haben, auseinanderzusetzen. Herr Z, der durch die Eltern keine bedingungsfreie Akzeptanz erlebt hatte, sondern den Eltern nur genügen konnte, wenn er deren Vorstellungen folgte, wie z. B. bei der Berufswahl oder auch bei der Wahl der Ehefrau. Auch dies ist Teil des Migrationshintergrundes. Das Selbstkonzept unterscheidet sich an der Stelle, dass Wünsche und Bedürfnisse anderer erfüllt werden müssen, um deren Zuwendung und Anerkennung zu erhalten, nicht vom Selbstkonzept von Menschen ohne Migrationshintergrund, die ähnliche Situationen erlebt haben.

Glücksspielsucht und Traumatisierung

Die PAGE-Studie (Meyer et al. 2011) zeigt, dass 15,5 % der Glücksspielsüchtigen parallel eine Posttraumatische Belastungsstörung (PTBS) aufweisen, bei den problematischen Glücksspielern sind es immerhin noch 5,3 %. Dies liegt deutlich über der Lebenszeitprävalenz, die in unterschiedlichen Studien für Deutschland zwischen 1 und 3 % liegt. In einer Untersuchung von Vogelgesang (2009, 2017) erinnerten sich 1 % der Glücksspieler und 14 % der Glücksspielerinnen an gewalttätiges Verhalten der Mutter. 11 % der Männer und 22 % der Frauen erlebten schwere und fortgesetzte Vernachlässigung wie z. B. die chronische Unterversorgung mit Lebensmitteln. Mehrfach sexuellen Missbrauch erlebten 4 % der Männer und 37 % der Frauen. Körperliche Misshandlungen erlebten 29 % der weiblichen und 15 % der männlichen Glücksspielabhängigen. Zudem berichteten 30 % der Glücksspielerinnen von einem Suizidversuch, bei den Glücksspielern waren es 9%. Die Untersuchung kommt zu dem Ergebnis, dass es erhebliche Unterschiede zwischen den Geschlechtern gibt und dass die Glücksspielerinnen psychisch kränker sind. Sie weisen eine problematischere Kindheit auf und erleben mehr Gewalttätigkeit, sind häufiger traumatisiert und depressiv.

Während glücksspielende Frauen häufiger sexuelle Gewalt und einen damit verbundenen Bindungsverrat durch enge Bindungspersonen erlebt haben, sind männliche Glücksspieler häufiger Opfer körperlicher Gewalt. Sie verarbeiten körperliche Züchtigung und erhaltene Schläge ich-synton. „Das ist eben so, wenn man ein Mann ist. Das gehört dazu." Für Männer stellt ein erlebter sexueller Missbrauch einen besonders schweren Angriff auf die männliche Identität dar, in der verankert ist, dass ein Mann kein Opfer ist.

Die zum Teil traumatischen Beziehungserfahrungen und die erlebten Traumatisierungen finden sich auch in der Beziehungsgestaltung der Glücksspieler:innen wieder: Glücksspieler:innen wirken distanziert und unnahbar, eher gefühlskalt, wenig einfühlsam und präsentieren häufig eine mutige und erfolgreiche Seite. Für Glücksspielsüchtige typisch ist ein *Pokerface* (welches beim Glücksspiel, insbesondere beim Pokern benötigt wird, um keinerlei Emotionen sichtbar werden zu lassen, die dem Gegner hilfreiche Informationen geben könnten). Mit diesem verinnerlichten bzw. antrainierten Pokerface, hinter dem Gefühle wie Überlegenheit aufgrund eines besonders guten Blattes, aber auch Schmerz über den erlittenen Geldverlust verborgen werden, begegnen uns Glücksspieler auch in der Beratung und Behandlung. Dahinter wird die verletzliche Seite ebenso verborgen wie der Großteil der tatsächlichen Emotionen.

Das Glücksspielen vermittelt und erfüllt den Wunsch nach Sicherheit, denn das Glücksspiel findet allein vorm Automaten, am Roulettetisch oder vor dem heimischen Rechner statt. Jeder Spieler ist mit sich selbst und seinem Spiel beschäftigt. Beim Glücksspiel muss man nur seine Einsätze tätigen, sich auf das Spiel konzentrieren, hat ansonsten seine Ruhe und kann abschalten. Gleichzeitig vermittelt es das Gefühl des Nicht-Allein-Seins, denn zumindest beim terrestrischen Spiel sind immer auch andere Menschen anwesend.

Die spieler:innentypische Kontrollillusion befriedigt dabei den Wunsch, Kontrolle zu haben und wehrt Gefühle von Unterlegenheit und Ohnmacht ab.

3.3 Personzentriertes Krankheitsverständnis

Glücksspieler:innen beschreiben sich oft als zerrissen und widersprüchlich wie Dr. Jekyll und Mister Hyde. Einerseits sind sie freundlich, nett, hilfsbereit, was dem Selbstkonzept (vor allem dem Selbstideal) entspricht, andererseits böse, nicht ausreichend steuerungsfähig und das Geld verspielend.

Dies führt nicht nur zu den bereits erwähnten Schuld- und Schamgefühlen, sondern auch zu einer Vermeidung von Konflikten. Aus Angst, auf das eigene Fehlverhalten angesprochen zu werden, machen sie Zugeständnisse, zu denen sie innerlich häufig nicht stehen.

Glücksspieler:innen zeigen sich oft von ihrer hilfsbereiten Seite. Ein Teil der Hilfsbereitschaft resultiert jedoch aus den Schuldgefühlen und dem Gefühl, etwas wiedergutmachen zu wollen oder zu müssen. Dies stabilisiert das Selbstbild und bringt Anerkennung und Wertschätzung. Nicht selten zeigen Glücksspieler:innen dies auch bei der Arbeit und tendieren zu exzessivem Arbeiten, weil der berufliche Einsatz in hohem Maße mit Anerkennung verbunden ist. Doch auch hier findet eine Selbstentfremdung statt: Organismische Bedürfnisse wie Ruhe, sich abgrenzen, nein-sagen, etwas für sich selbst tun werden den Schuld- und Schamgefühlen und dem Bedürfnis nach Anerkennung untergeordnet (Gauls 2012).

Typischerweise steigen die sekundären Inkongruenzen (siehe Infokasten S. 27) immer weiter an, je länger die Sucht besteht. So konnte Herr Z, der in seinem Selbstbild ein guter Vater sein wollte, dieses Ziel immer weniger erreichen. Schließlich hat er das Geld verspielt und so verhindert, dass die Kinder in den Urlaub fahren, oder sich neue Kleidung leisten können. Auch dem Selbstbild eines guten Partners und Ehemanns konnte er nicht mehr entsprechen. Dies führte nicht nur zu Schuld- und Schamgefühlen, sondern auch zu massiver Selbstabwertung.

Störungsspezifische Themen

- Ausgeprägte Selbstwertproblematik
- Bindungs- und Beziehungsstörungen
- Störung in der Gefühlswahrnehmung und -regulation
- überhöhte Leistungsorientierung
- mangelnde bzw. fehlende Beziehung zu Geld
- problematischer Umgang mit Geld (z. B. Geiz oder Verschwendung)
- Wahrnehmungsverzerrung im Hinblick auf Gewinn- und Verlusterwartung
- Kontrollillusion

Inkongruenz- und Beziehungskonstellation

In den Biografien von Glücksspieler:innen finden sich oft materiell gut versorgende Eltern (oder andere Bezugspersonen), die emotional jedoch nicht ausreichend zur Verfügung standen. Den Betroffenen hat es häufig an emotionaler Zuwendung und auch körperlicher Nähe (von beiden Elternteilen) gefehlt. Eine besondere Rolle spielen fehlende oder nicht ausreichend gute Väter. Kagerer (1998) beschreibt in Anlehnung und Differenzierung zu Kind (1988) folgende Vatertypen:

- Unbekannter Vater
- Gewalttätiger und oder/kranker Vater
- Schwacher Vater
- Funktional-rigider Vater (umfasst viele Attribute des kompromisslosen, kalten, Angst einflößenden und unerreichbaren Vaters).

Dabei treten der funktional-rigide Vater, aber auch der gewalttätige und/oder kranke Vater besonders häufig auf (Gauls 2012). Nicht selten berichten Glücksspieler:innen von glücksspielsüchtigen oder suchtkranken Vätern.

Wie an den o.g. Fallbeispielen zu erkennen ist, ist die frühkindliche Beziehungserfahrung von Glücksspieler:innen häufig von emotionaler Distanziertheit, mangelnder Wertschätzung oder gar körperlicher Gewalt gekennzeichnet, der nüchtern materielle Versorgung und (vor allem bei unerreichbaren Vätern) eine Überbewertung von Leistung kompensatorisch gegenübergestellt wird. Auch Petry (1996) weist auf die für Glücksspielsüchtige typische Selbstwertproblematik hin, die von unterschiedlichen therapeutischen Richtungen beschrieben wird, aus der eine gestörte Eltern-Kind-Beziehung, häufig in Form eines autoritär geprägten Vater-Sohn-Verhältnisses, resultiert.

Fallbeispiel Herr G

BEISPIEL

Herr G wächst in einem gewalttätigen Elternhaus auf. Der Vater ist Alkoholiker, Geld ist kaum vorhanden. Die Mutter ist überfordert und kann den Sohn schulisch wenig unterstützen. Herr G besucht die Sonderschule und kommt bereits als 14-Jähriger erstmals in Kontakt mit Glücksspiel, als er den Vater aus der Kneipe holen soll und dieser ihm einen „Heiermann“ (5-DM-Münze, Anm. des Verfassers) in den Automaten steckt, um seine Ruhe zu haben. Fasziniert von den bunten Lichtern, den Tönen, den blinkenden Tasten und den sich immerfort drehenden Scheiben, folgt Herr G dem Spiel, drückt auf die Start-, Stopp und Risikotasten und gewinnt. Er bekommt Anerkennung von den umherstehenden Erwachsenen und freut sich, denn Anerkennung bekommt er in der Schule eher nicht, höchstens wird er aufgrund seines Aussehens ausgelacht. Mit dem Gewinn will er sich etwas Schönes kaufen, womit er in der Schule angeben kann. Immer mal wieder darf er am Automaten spielen, wenn er den Vater aus dessen Stammkneipe abholt.

Aufgrund der Überforderung der Eltern kommt Herr G ins Heim. Auch dort wird er wegen seines Aussehens gehänselt. Anschluss findet er nicht. Herr G empfindet sich von Kindheit an als ungeliebt und wertlos. Er verlässt die Sonderschule, macht keine Lehre und hält sich in Spielhallen auf, die er nun regelmäßig besucht. Die Sozialhilfe, von der er lebt, ist bald verspielt. Als Arbeitsloser kann er zwar sein Girokonto überziehen, aber die Mittel sind begrenzt. Er beginnt zu stehlen, wird wiederholt auffällig und verurteilt. Von diesem Punkt ist es nicht mehr weit zur Szene und zur Prostitution, bei der er mehrfach sexuelle Gewalt durch Männer erlebt.

Die ursprüngliche sozial-kommunikative Inkongruenz bei Glücksspieler:innen lässt sich auf die beschriebene frühe Störung der Eltern-Kind-Beziehung zurückführen. Wie im Beispiel von Herrn G zu erkennen ist, ist von einer emotionalen Vernachlässigung auszugehen, die gemeinsam mit der erlebten Gewalt dazu führt, sich ungeliebt und wertlos zu fühlen. Die gefühlte Wertlosigkeit wird durch Beziehungserfahrungen in der Schule und im weiteren Verlauf durch erlebte Traumatisierungen aufgrund der Prostitution verstärkt und führt zu einem sehr schwachen Selbstwertgefühl. Anerkennung und Glücksgefühle sind früh mit Gewinnerfahrungen beim Glücksspiel verknüpft. Gefühle von Wertlosigkeit, Angst und Einsamkeit werden durch das Glücksspiel unterdrückt. Aufgrund seiner Beziehungserfahrungen verhält sich Herr G in Beziehungen eher unterwürfig und versucht den Vorstellungen und Erwartungen seines Gegenübers zu entsprechen. Eigene organismische Bedürfnisse werden unterdrückt bzw. nicht ausreichend symbolisiert. Wird sein Bemühen von seinem Gegenüber nicht gesehen und fühlt sich Herr G nicht ausreichend wertgeschätzt, wird das Inkongruenzerleben aktualisiert und führt schließlich zu weiterem Glücksspiel.

Dies ist ein eindrückliches Beispiel dafür, dass Geld als Liebesersatz dienen kann, wie es Petry unter Bezugnahme auf Horn beschrieben hat. Demnach ist die Wertschätzung des Geldes und das Verhältnis zu Liebe im Wesentlichen durch das Ausmaß der in der Kindheit erhaltenen Liebe bestimmt. Menschen, die in der Kindheit wenig Liebe erhalten haben, entwickeln demnach eine eher materialistisch geprägte Lebenseinstellung und das Streben nach Geld kann als

Versuch verstanden werden, den erlebten Mangel an Liebe zu kompensieren (Petry 1996).

Selbstkonzept

Im Selbstkonzept von Glücksspieler:innen ist häufig folgendes verankert: „Ich bin nur liebens- und anerkennenswert, wenn ich besondere Leistung erbringe." oder so wie bei Herrn G: „Ich muss mich den Wünschen und Bedürfnissen anderer unterordnen, mich anpassen, um Liebe, Zuwendung und Anerkennung zu bekommen." Dabei sind emotionale Bedürfnisse weniger wichtig als Rationalität und Funktionalität (Gauls 2012).

Dementsprechend können organismische Bedürfnisse wie der Wunsch nach Anerkennung, Wertschätzung und Liebe, aber auch Autonomiebestrebungen häufig nur verzerrt symbolisiert werden. Bei auftretender Konfliktspannung wird diese zunächst durch Leistung und Anpassung unterdrückt. Aktuelle Lebensereignisse, in denen die ursprüngliche Inkongruenz wieder spürbar wird, sind Situationen, in denen das beschriebene Anpassungsverhalten nicht funktioniert. Dies kann der Fall sein, wenn Leistung nicht ausreichend erbracht werden kann oder wenn die erhoffte Zuwendung und Anerkennung in einer Beziehung ausbleibt. Das Glücksspielen reduziert und überdeckt dann die Konfliktspannung und kann zum einen als verzerrt symbolisierte Autonomiebestrebung und zum anderen als verzerrt symbolisierter Wunsch nach (bedingungsfreier) Akzeptanz verstanden werden.

3.4 Personzentrierte Behandlung der Glücksspielsucht

Aufgrund der bereits beschriebenen Folgen sowie der störungsspezifischen Merkmale lassen sich folgende Notwendigkeiten in der Behandlung sozusagen als übergeordnete Therapieziele ableiten:

- Festigung der Veränderungsmotivation und Bearbeitung suchttypischer Ambivalenzen
- Erreichen einer dauerhaften Abstinenz
- Rückfallprophylaxe
- Geld- und Schuldenmanagement (Wiederherstellung der Beziehung zum Geld, damit verbundene Verantwortungsübernahme für die notwendigen Geldgeschäfte)

- Bearbeitung der Bindungs- und Beziehungsstörungen
- Bearbeitung der Inkongruenzen und der kognitiven Verzerrungen
- Bearbeitung von Schuld- und Schamgefühlen
- Verbesserung der Gefühlswahrnehmung und -regulation

Die Bedeutung der drei Kernmerkmale des Personzentrierten Ansatzes für die Behandlung Glücksspielsüchtiger

Um das Hilfs- und das Beziehungsangebot annehmen zu können, ist es zunächst notwendig, den Fokus auf die bedingungsfreie Akzeptanz zu legen, die ebenso bei der Festigung einer Eigenmotivation notwendig ist und wesentlich dazu beiträgt, eine tragfähige therapeutische Beziehung aufzubauen. So wird das Bearbeiten der Schuld- und Schamgefühle sowie von Gefühlen wie Wut, Ärger und Aggression möglich. Die zuvor genannten Gefühle können so zunehmend in das Selbstkonzept integriert werden. Bedingungsfreie Akzeptanz trägt auch zu einer Steigerung des Selbstwertgefühls und der Beziehungsfähigkeit bei.

Die Kongruenz sichert eine Begegnung auf Augenhöhe, also von Person zu Person und ermöglicht u.a. die Bearbeitung der Beziehungsgestaltung und -fähigkeit. Spieler:innentypische Fassaden und Inkongruenzen können abgebaut und die Selbstwidersprüche aufgehoben werden, was zu einer erhöhten Selbstkongruenz beiträgt. In Kombination mit dem einfühlsamen Verstehen trägt diese zum Aufbau einer eigenen (männlichen) Identität bei, indem z.B. das verinnerlichte traditionelle Männerbild (Kap. 1.5) und die damit verknüpfte Rollenerwartung, wie z.B. das Erreichen von Status und Macht, also der Fixierung auf Geld und Leistung, sowie der Annahme, dass Männer keine Gefühle zeigen, zunehmend in Frage gestellt werden und neue Werte in das Selbstkonzept integriert werden können.

Empathie führt zu Differenzierung der diffusen Gefühlswahrnehmung und ihrer Bedeutungszusammenhänge sowie der Wahrnehmung bisher nicht symbolisierter Wünsche, Bedürfnisse und Gefühle. Dadurch können bisher nicht symbolisierte Bedürfnisse integriert und die Verzerrung zentraler Erlebnismuster aufgehoben werden.

Gerade zu Beginn der Behandlung, in der Motivationsphase, besteht häufig noch eine Ambivalenz zwischen dem Wunsch (oder der Notwendigkeit), mit dem Glücksspielen aufzuhören einerseits und dem immer wiederkehrenden Verlangen, dem Glücksspielen nachzugehen anderseits. Letzteres wird von den Klient:innen oft als *Spiel- oder Suchtdruck* beschrieben. Parallel bestehen weiterhin häufig eine Ver- und Überschuldung oder aus der Glücksspielsucht resultierende, finanzielle Engpässe. Gepaart mit der erwähnten Wahrnehmungsverzerrung („Wenn ich jetzt spiele, kann ich meine finanzielle Situation entlasten."), führt dies zu rückfallgefährdenden Situationen. In der Behandlung bedarf es hier einer bedingungsfreien Akzeptanz der daraus resultierenden irrationalen Überlegungen und Handlungsstrategien, aber auch eines aus dem eigenen Wissen und Krankheitsverständnis abgeleiteten Selbsteinbringen. Neben dem Selbsteinbringen empfiehlt sich in dieser Phase noch „schonendes" Konfrontieren (Gauls 2012).

Die Motivations- und Stabilisierungsphase

Zu Beginn der Behandlung ist das Erreichen einer stabilen Abstinenz notwendig. Hierzu braucht es ggf. Schutzmaßnahmen, die Glücksspieler:innen häufig von sich aus schon eingeleitet haben. Darunter fallen z. B. die (vorübergehende) Abgabe der Geldverwaltung und der EC-Karte oder das Einrichten von Limits bei der Geldauszahlung oder bei Überweisungen. Doch stellen diese Maßnahmen auch einen Angriff auf die Autonomie dar, weil die Betroffenen sich als abhängig von und nicht auf gleicher Augenhöhe mit Bezugspersonen oder Freund:innen empfinden. Dies kann insbesondere in Paarbeziehungen zu massiven Konflikten führen. Viele Glücksspieler:innen lehnen solch eine Einschränkung deshalb ab.

BEISPIEL

P: Sie wissen ja, ich bin Außendienstler. Da muss ich immer Geld haben, um z. B. das Hotel oder auch die Tankfüllungen bezahlen zu können.
Th: Im Moment erscheint Ihnen die Vorstellung, Ihre Geldverwaltung abzugeben, aufgrund Ihrer beruflichen Tätigkeit unmöglich.
P: Ich kann ja auch meinem Chef nicht sagen, dass ich Glücksspieler bin. Habe ja auch mit Geld zu tun.
Th: Dass Sie da mit Ihrer Sucht nicht offen sein können, erschwert es zusätzlich.
P: Es bliebe nur meine Frau. Und ich müsste ständig erklären, wofür ich das Geld brauche.
Th: Es wäre Ihnen auch unangenehm, sich immer wieder Ihrer Frau gegenüber erklären zu müssen.
P: Ich bin es schließlich gewohnt, selbstständig zu handeln.

Th: Sie haben recht. Bisher haben Sie selbstständig gehandelt, mussten sich nicht rechtfertigen. Ich bin dennoch in Sorge, wie es Ihnen gelingen kann, nicht rückfällig zu werden, da die Außendiensttätigkeit bisher immer besonders rückfallgefährdend gewesen ist.
P: Ich könnte versuchen, Parkplätze anzufahren, wo es keine Automaten gibt und auch keine Spielhalle in der Nähe ist. Und vielleicht frage ich doch meine Frau, ob sie zumindest auf das Konto schaut, wenn ich unterwegs bin. Dann würde es zumindest sofort auffallen. Und ich glaube, ich würde mich dann auch nicht trauen zu spielen.
Th: Wenn Sie jetzt so darüber nachdenken, dann erscheint Ihnen ein gewisser Schutz schon auch sinnvoll und hilfreich zu sein. Und Sie könnten sich vorstellen, Ihre Frau miteinzubeziehen.
P: Ja, ich weiß ja auch, wie es in der Vergangenheit war. Ich will auch meine Frau nicht immer wieder enttäuschen.

Der Therapeut versucht nicht, den Klienten von irgendetwas zu überzeugen. Er begleitet ihn bei dessen Sorgen und Ängsten, äußert aber auch (im Sinne der Kongruenz) seine Bedenken. So banal dies erscheinen mag, so wichtig ist dies nicht nur für den Aufbau einer tragfähigen therapeutischen Beziehung, sondern auch für die Festigung der Eigenmotivation und, wie beschrieben, auch für das Erreichen einer Abstinenz.

Seit Einführung der Option der bundesweiten Selbstsperre sind solche Schutzmaßnahmen häufig überflüssig, sofern die Glücksspieler sich darauf einlassen, diese Sperre einzurichten.

BEISPIEL

P (hat bereits vor Jahren einen Behandlungsversuch unternommen, aber abgebrochen): Mich sperren zu lassen, widerstrebt mir wegen der Endgültigkeit. Ich wünsche mir, dass alles doch nicht so schlimm ist, ich mir das Spielen erhalten kann.
Th (kennt den P bereits aus der Vorbehandlung): Obwohl schon so viel passiert ist und Sie am Monatsende kein Geld mehr für Lebensmittel haben und hungern müssen, würden Sie sich das Spielen gerne erhalten.
P: Beim Spielen erlebe ich intensive Gefühle, was ich so im Leben sonst nicht habe.
Th: Diese intensiven Gefühle würden Ihnen fehlen, wenn Sie sich für eine Sperre entscheiden.
P: Ich würde zumindest gerne eine Option behalten.
Th: Können Sie beschreiben, welche Gefühle Sie gerne weiterhin erleben würden.

P: Sie wissen ja, dass ich ein sehr isoliertes Leben führe und eigentlich nur wenig gute Bekannte habe. Die Vorstellung, jemals wieder eine Beziehung zu haben, habe ich aufgegeben. Außer dem Glücksspiel habe ich nichts, was mir derartige Glücksgefühle gibt.
Th: Ich bin da sehr gespalten. Einerseits verstehe ich das sehr gut, andererseits sind Sie ja hier, weil die Glücksspielsucht Ihnen auch schadet und Sie immer wieder in eine sehr verzweifelte Lage bringt.
P: (wirkt nachdenklich)
Th.: Ich kenne Sie nun schon sehr lange und mache mir deshalb auch Sorgen, wie die Behandlung gelingen kann und was Sie bereit sind, dazu beizutragen.

Wie in diesem Beispiel dargestellt, kann es notwendig sein, nicht nur empathisch und akzeptierend zu begleiten, sondern auch konfrontierend. Die Notwendigkeit ergibt sich hier aus der Sorge um den Patienten (Suizidalität in der Vorgeschichte) und der erlebten Verzweiflung des Patienten. Ein offene und an die Bereitschaft zur Mitwirkung appellierende Konfrontation setzt selbstverständlich eine tragfähige Beziehung voraus.

Bearbeitung der Geld- und Schuldensituation

Für die Bearbeitung der Geld- und Schuldensituation, die bei Glücksspieler:innen häufig mit der irrationalen Vorstellung verbunden ist, die prekäre finanzielle Situation nur durchs Glücksspiel lösen zu können, ist es ebenfalls zunächst notwendig, den Schwerpunkt auf die Akzeptanz zu legen.

BEISPIEL

P: Ich kann Ihre Einwände und Bedenken verstehen. Ich fühle mich aber besser, wenn mich meine finanzielle Situation nicht drückt und glauben Sie mir, ich werde nicht spielen.
Th: Ich glaube Ihnen, dass Sie im Moment davon überzeugt sind, nicht spielen zu gehen. Es scheint, als könnte Sie im Moment auch kein Argument davon abhalten, doch eine finanzielle Reserve behalten zu wollen und ich verstehe, dass Ihnen dieser Weg im Moment noch vertrauter vorkommt.

Auch hier zieht der Therapeut den Weg des Klienten nicht in Zweifel, sondern zeigt Verständnis. Ich beziehe mich hier explizit auf den Anfang der Behandlung, der Symptomphase (Swildens 1991). Dies bedeutet nicht, im weiteren

Verlauf bedingungsfrei alle Wege zu akzeptieren. Zunehmend sind *Selbsteinbringung* und ggf. Konfrontation erforderlich.

BEISPIEL

P: Am Wochenende konnte ich dem Spieldruck nicht widerstehen. Ich habe zunächst nur 100€ mitgenommen, aber dann habe ich mit der EC-Karte doch noch Geld abgehoben. Am Ende war alles weg.
Th: Ich frage mich, wie Sie sich jetzt wohl fühlen, wenn Sie mir von dem Rückfall berichten.
P: Ich schäme mich.
Th: Ich weiß Ihre Offenheit mir gegenüber sehr zu schätzen.
P: Ich will so nicht weitermachen.
Th: Wir haben in der Vergangenheit schon öfter über Schutzmaßnahmen gesprochen und ich wundere mich, dass Sie trotz Ihrer Erfahrungen und der Scham bislang keine umgesetzt haben.
P: Sie haben recht. Bislang habe ich immer wieder angenommen, dass ich es ohne schaffe, wollte dies auch gerne Ihnen gegenüber beweisen.
Th: Es wäre ein gutes Gefühl gewesen, wenn Sie auch mir gegenüber hätten zeigen können, dass Sie das aus eigener Kraft und ohne Schutzmaßnahmen schaffen.
P: Ja, aber ich sehe ein, dass das alles Quatsch ist. Wahrscheinlich habe ich noch nicht eingesehen, wie süchtig ich bin.
Th: Es fällt Ihnen schwer, die Krankheit und den damit verbundenen Verlust von Kontrolle voll zu akzeptieren.

Hier konfrontiert der Therapeut den Patienten mit seinem Verhalten, bleibt aber wertschätzend und einfühlsam. Der Therapeut verzichtet zunächst bewusst auf die Bearbeitung des Rückfalls und legt den Fokus auf die noch nicht ausreichend eingeleiteten Schutzmaßnahmen.

In der Regel kann man davon ausgehen, dass bei diesem Vorgehen, die Patient:innen in Kontakt mit ihren irrationalen Gedanken und Autonomiewünschen kommen, aber auch einsehen, dass sie krankheitsbedingt die Kontrolle verloren haben, womit das Ziel der Krankheitsakzeptanz gefestigt wird.

Ziel der Bearbeitung des Geld- und Schuldenmanagements ist ein eigenverantwortlicher und selbstkontrollierter Umgang mit dem verfügbaren Geld. Für die Bearbeitung des Geld- und Schuldenmanagements empfiehlt es sich, sozialtherapeutische Methoden miteinzubinden. Hierzu gehört das Erstellen eines Haushaltsplans (Einnahmen / Ausgaben), woraus sich auch ergibt, wie viel Geld zu einer ggf. nötigen Schuldenregulierung übrigbleibt. Der Haushaltsplan ist durch das Führen eines Haushaltsbuches zu ergänzen, das mindestens drei

Monate geführt werden sollte, damit überprüft werden kann, ob der aufgestellte Haushaltsplan realistisch ist. Um eine notwendige Schuldenregulierung einzuleiten, bedarf es darüber hinaus einer Schuldenaufstellung. Für ein Insolvenzverfahren braucht es die Einbindung einer Schuldnerberatungsstelle. Während das Erstellen eines Haushaltsplans meist noch akzeptiert wird, lehnen Glücksspieler:innen das Führen eines Haushaltsbuches oft ab oder beenden es vorzeitig, weil es ihnen lästig ist.

BEISPIEL

P: Ich habe das Haushaltsbuch nicht weitergeführt. Ich denke auch nicht immer daran, einen Bon mitzunehmen. Dann macht das auch keinen Sinn.
Th: Sie empfinden es als sinnlos, wenn Sie ohnehin die Bons nicht immer mitnehmen.
P: Ich weiß eh, was ich monatlich ausgebe.
Th: Dass ich Ihnen empfehle, ein Haushaltsbuch zu führen, um einen Überblick über Ihre tatsächlichen Einnahmen und Ausgaben zu bekommen, erscheint Ihnen überflüssig.
P: Ich glaube schon, dass Sie mir das nicht umsonst empfehlen, aber wie gesagt, ich habe da einen guten Überblick.
Th: Gibt es etwas, wofür es sich aus Ihrer Sicht lohnen könnte, doch ein Haushaltsbuch zu führen?
P: Nun, ich denke es wäre schon cool, wenn ich, jetzt wo ich nicht spiele, nicht immer das Gefühl hätte, kein Geld zu haben.
Th: Sie meinen, ein Haushaltsbuch könnte Ihnen helfen, nicht immer das Gefühl zu haben, dass sich das Aufhören gar nicht lohnt, weil am Ende das Geld ja doch immer weg ist?

Es ist wichtig, dass die Betroffenen selbst ein lohnenswertes Ziel finden. Die empathische und akzeptierende Grundhaltung verhindert einen *Machtkampf* und ein Bestehen auf einer *Pflichterfüllung*.

Ähnliches gilt für die Schuldenregulierung. Auch hier zeigen Glücksspieler:innen irrationale Vorstellungen, indem sie die Bedeutung der Schuldenregulierung überbewerten und den eigenen Lebensstil übermäßig einschränken.

BEISPIEL

P: Mein Ziel ist es, die Schulden schnell loszuwerden.
Th: Die Schulden belasten Sie so sehr, dass Sie sie am liebsten umgehend los wären.
P: Ich möchte mir endlich mal wieder was leisten können, ohne immer die Schulden im Kopf zu haben.

Th: Das ist das eigentlich Unerträgliche, dass Sie das Gefühl haben, sich nichts mehr leisten zu können.
P: Ja, und deshalb habe ich überlegt, noch einen Nebenjob anzunehmen, damit ich mit den Schulden schneller durch bin.
Th: Das erfordert jetzt Ihre ganze Kraft.
P: Ich weiß, dass wird hart ...
Th: Das spüren Sie jetzt ganz deutlich.
P: Das fühlt sich auch irgendwie nicht richtig an.
Th: Wenn sich das für Sie nicht richtig anfühlt, gäbe es da eine Alternative?
P: Nun, ich müsste einfach akzeptieren, dass ich Schulden habe, die mich noch eine Weile begleiten werden.

Eine übermäßige Fixierung auf die Schuldenregulierung und den Verzicht auf persönliche Vergnügen führt, wie oben sichtbar, zu dem Gefühl, dass am Ende nichts übrigbleibt und sich eine Abstinenz nicht lohnt.

Petry (2003) hat darauf hingewiesen, wie wichtig es langfristig ist, eine positive Einstellung zum Sparen zu entwickeln. Dies stärkt das Gefühl, wieder eigenes Vermögen zu besitzen. Dabei kann es sich auch um einen kleinen, eher symbolischen Sparbetrag handeln, der dann später, wenn mehr Geld zur Verfügung steht, erhöht werden kann.

Es soll an dieser Stelle aber auch erwähnt sein, dass vorhandenes Vermögen, ebenso wie die Befreiung aus der Schuldensituation, stark rückfallgefährdende Situationen darstellen, was in den Behandlungsprozess miteinzubeziehen ist.

Bearbeiten von Rückfällen

Insbesondere zu Beginn der Behandlung ist der sogenannte *Suchtdruck* noch sehr hoch und alternative Verhaltensweisen stehen noch nicht ausreichend zur Verfügung oder sind nur wenig erarbeitet. Rückfälle sind trotz der bereits erwähnten Schutzmaßnahmen häufig nicht zu vermeiden. In der Suchtbehandlung hat sich in den letzten Jahrzehnten eher eine Haltung etabliert, die Rückfälle auch als Chance begreift. Diese sind dementsprechend gut aufzuarbeiten, um zu sehen, wo die Gefährdungspotenziale liegen (z. B. zu viel Bargeld in der Tasche oder zu Hause gehabt zu haben, sich ungerecht behandelt zu fühlen und mit der erlebten Ungerechtigkeit nicht gut umgehen zu können) und zu bearbeiten, wie zukünftig damit anders umgegangen werden kann. Nur eine gute Aufarbeitung führt auch zu einer dauerhaft stabilen Abstinenz.

Dennoch sind Rückfälle sehr schambesetzt. Insbesondere eher narzisstisch strukturierten Patient:innen fällt es schwer, diese zuzugeben, da dies im Widerspruch zum großartigen Selbstideal steht.

Die Hintergründe der Rückfälligkeit sind den Patient:innen häufig nicht bewusst. Sie berichten „plötzlich vorm Automaten gesessen zu haben" oder es habe sie „wie ein Magnet in die Spielhalle gezogen". Neben der Akzeptanz braucht es aufgrund der mangelnden bzw. abgewehrten Introspektionsfähigkeit ein feinfühliges, einfühlendes Verstehen, zu Beginn am ehesten ausgedrückt durch einfühlendes Wiederholen und konkretisierendes Verstehen (Gauls 2012).

BEISPIEL

P: Vor zwei Wochen hatte ich einen Rückfall. Ich habe aber auf dem „Höhepunkt der Versuchung" [einem Gewinn] dem Weiterspielen widerstanden.

Th: Das muss richtig schwer für Sie gewesen sein, auf dem Höhepunkt der Versuchung aufgehört zu haben.

P: Es war ein gutes Gefühl, gesiegt und dadurch den Betreibern geschadet zu haben.

Th: So hat es sich für Sie wie ein richtiger Erfolg angefühlt.

P: Ja, irgendwie schon. Mein Bruder hat es auf dem Kontoauszug gesehen und mir ins Gewissen geredet.

Th: Ohne den Bruder hätten Sie es vermutlich noch verheimlicht?

P: Ich möchte mich mit meinen Schwächen nicht zeigen.

Th: Dann war es eine große Überwindung, hier den Rückfall anzusprechen.

P: Ich hasse mich dafür, nicht stark zu sein. Ich kann so vor dem Schöpfer nicht bestehen.

Th: Sie erleben das als persönliches Versagen und werten sich dafür ab.

P: Ich habe Angst, es auch mit dieser Hilfe nicht zu schaffen.

Th: Lassen Sie uns doch einmal gemeinsam schauen, wie genau es zu diesem Rückfall gekommen ist. Bevor wir uns anschauen, was wohl die Hintergründe für den Rückfall sein könnten, würde mich zunächst interessieren, woher Sie das Geld zum Spielen hatten.

P: Ich habe eigentlich immer Geld in der Tasche. Möchte ja auch Bekannte, die ich in der Stadt treffe, einladen können. D.h., ich habe Geld abgeholt, um mich nicht blank zu fühlen.

Th: Das war sozusagen der Ausgangspunkt. Der Wunsch, sich nicht blank zu fühlen und vor Bekannten nicht peinlich dazustehen.

P: Außer meiner Frau und meinem Bruder weiß ja niemand von meinem Problem.

Th: Und das ist Ihnen auch wichtig, dass nach außen nichts Negatives sichtbar wird.
P: Ein guter und erfolgreicher Mensch zu sein war schon immer mein höchstes Ziel.
Th: Das ist sozusagen fest in Ihrem Selbstbild verankert.

Hier war der Rückfall noch zu Beginn der Behandlung und die therapeutische Beziehung brüchig. Der Patient befürchtete eine Ablehnung und präsentierte sich zunächst als jemand, der den Rückfall erfolgreich gemeistert hat. Durch die empathische und wertschätzende Begleitung gelingt es dem Klienten, zunehmend mehr von sich zu zeigen, sodass die Selbstabwertung, aber auch die Schuld- und Schamgefühle sowie das Selbstideal sichtbar werden.

Bei der Rückfallaufarbeitung ist zum einen eine Fokussierung auf die Schuld- und Schamgefühle notwendig, zum anderen, wie oben geschehen, die Einbeziehung der vorhandenen oder auch nicht oder nicht ausreichend vorhandenen Schutzmaßnahmen.

Hier berichtet der Patient, dass es ihm wichtig ist, nicht blank zu sein, wenn er Bekannte trifft und diese gerne einladen will. Sich das Geld zu organisieren, stellt den Einstieg in den Rückfall dar. Die Begründungen für das meist heimlich organisierte Geld sind vielfältig: „der Frau zum Geburtstag eine Überraschung machen wollen und dafür heimlich Geld angespart zu haben“ oder „eine Rechnung bezahlen zu müssen“.

Auch in späteren Phasen der Behandlung können Rückfälle ins Glücksspiel oder auch Tendenzen zur Suchtverlagerung z. B. ins Gaming oder in Alkoholkonsum auftreten. Eine wertschätzende Akzeptanz bleibt weiterhin bedeutsam, da in der Regel die Scham nochmals ansteigt, insbesondere, wenn Patient:innen es bereits über einen längeren Zeitraum geschafft hatten, abstinent zu bleiben. Aufgrund der dann meist stabilisierten therapeutischen Beziehung sind aber auch konfrontierende Interventionen möglich, z. B. wenn Patienten wiederholt Schutzmaßnahmen nicht umsetzen.

Bearbeitung der Gefühlswahrnehmung und Regulation

Wie bereits erwähnt, begegnen uns Glücksspieler:innen häufig eher unnahbar und mit einem spielertypischen Pokerface, hinter dem die wahren Gefühle verborgen bleiben. Hier gewinnen die Empathie und die Betonung der emotionalen Erlebnisinhalte besondere Bedeutung.

BEISPIEL

P: (berichtet recht emotionslos von der Taufe des Patenkindes, ungefähr so, als wenn er beim Bäcker Brötchen eingekauft hätte)
Th: Ich frage mich, wie Sie sich als Pate wohl gefühlt haben.
P: Das war schon ein richtig gutes Gefühl vor allen in der Kirche zu stehen.
Th: So im Mittelpunkt zu stehen, hat Sie sehr ergriffen.
P: … und später habe ich auch die Rückmeldung bekommen, dass ich das gut gemacht habe.
Th: Sie waren stolz auf sich und freuten sich über die Ihnen entgegengebrachte Anerkennung.
P: Es war ein Glücksgefühl (lacht), wie eine Hunderterserie beim Glücksspiel.
Th: Es hat sich angefühlt wie ein unerwarteter, besonderer Gewinn.
P: Ja, es steigert mein Selbstbewusstsein.
Th: Ich bin doch erstaunt darüber, dass ich vorhin hier überhaupt nicht spüren konnte, wie wichtig der Tag doch für Sie war.
P: Niemand soll sehen, wie wichtig das für mich ist.

Bearbeitung von Schuld- und Schamgefühlen

Herr W ist zu Beginn der Behandlung Anfang dreißig, verheiratet und hat ein Kind im Alter von einem Jahr. Es ist der zweite Behandlungsversuch, den ersten hatte er nach Abschluss der Info- und Motivationsgruppe beendet, weil er sich ausreichend gefestigt gefühlt hatte. Eine Zeit lang war es ihm gelungen, abstinent zu bleiben. Nach der Geburt des Kindes kam es zu einem Rückfall, in dessen Verlauf Herr W das gemeinsame Vermögen der Eheleute komplett verspielte. Er offenbarte dies – so wie auch beim ersten Mal – seiner Ehefrau, der er dann auch die Geldverwaltung übertrug.

BEISPIEL

P: Allein im letzten Jahr habe ich ca. 35.000 EUR verspielt. Meine Frau musste ja auch auf eine „Feier in Weiß" verzichten, weil ich das Geld hierzu verspielt habe. Auch ihr Erbe habe ich verspielt. Ich habe ihr immer nur Kummer bereitet.
Th: Dass Sie Ihrer Frau von Beginn an Kummer bereitet haben, belastet Sie sehr.
P: Ich mache mir Vorwürfe und möchte es dann wiedergutmachen.
Th: Sie fühlen sich für die Situation verantwortlich und schuldig.
P: In solchen Momenten spüre ich immer Suchtdruck.

Th: Das Spielen hilft Ihnen, die Schuldgefühle nicht spüren zu müssen.
P: Ja, und ich habe den Wunsch, ihr etwas zurückgeben zu können.
Th: Sie schämen sich, Ihrer Frau das „angetan" zu haben und es würde Sie sehr entlasten, wenn Sie einen Teil des Schadens wiedergutmachen könnten.

Die Schuld- und Schamgefühle des Patienten waren derart massiv, dass er sich innerhalb seiner Familie und auch vor mir nicht vollständig öffnen konnte. So hatte er seiner Frau gegenüber verheimlicht, sich bei ihrem Vater ebenfalls Geld geliehen zu haben. Dieser hatte ihn angenommen wie seinen eigenen Sohn. Dem Schwiegervater wiederum hatte er nichts davon gesagt, das Erbe der Tochter verspielt zu haben.

Herr W hatte einen muslimischen Hintergrund, war sehr religiös erzogen worden und wollte deshalb „keine Schande ins Haus" bringen. Aus den Schuld- und Schamgefühlen heraus ging er seiner Ehefrau gegenüber viele Kompromisse ein, wollte etwas gutmachen, unterdrückte dabei aber eigene Wünsche und Bedürfnisse, die er auch nicht kommunizierte. Herr W fühlte sich als jemand, der aufgrund seiner Glücksspielsucht und des daraus entstandenen Schadens keine Forderungen mehr stellen darf. Im Zusammenhang mit einem Umzug arbeitete er bis zur Erschöpfung. Er kam vor lauter Schuldgefühlen nicht zur Ruhe.

BEISPIEL

P: Selbst auf der Couch komme ich nicht zur Ruhe. Zur Ruhe komme ich erst, wenn alles erledigt ist. Das ist aber nicht zu schaffen.
Th: Sie tun, was Sie können, gehen sogar über Ihre Grenzen hinaus und spüren nun die Erschöpfung. Aber das Gefühl, Ihrer Frau gegenüber wieder etwas gutmachen zu müssen, lässt Sie nicht zur Ruhe kommen.
P: Ich finde das auch richtig, sie hat das verdient.
Th: Das ist sozusagen das Mindeste, was Sie tun können.
P: Ja, genau, so fühlt es sich an.
Th: Ich respektiere Ihren Einsatz und das Bedürfnis, Ihrer Frau gegenüber wieder etwas gutmachen zu wollen, mache mir aber auch Sorgen, weil Sie mir auch berichtet haben, dass immer mal wieder Spielgedanken aufkommen.
P: Ja, aber damit kann ich umgehen, die verschwinden zum Glück schnell wieder.
Th: Sie sehen da, im Gegensatz zu mir, keine Gefahr.

Hier lässt sich sehr gut die spieler:innentypische Leistungsorientierung sehen. Über Leistung bekommt Herr W Anerkennung, von anderen und von sich selbst, indem er etwas wiedergutmacht und hierdurch versucht, die Schuld- und Schamgefühle zu bewältigen. Das organismische Erleben von Erschöpfung und der Wunsch nach Ruhe werden nicht ausreichend symbolisiert. Herr W erkennt die Rückfallgefahr nicht, weshalb diese vom Therapeuten angesprochen wird. Das heißt jedoch nicht, dass sich deshalb Rückfälle vermeiden lassen. Es kann sich daraus zudem eine weitere „Scham" entwickeln, da der Therapeut den Rückfall „vorausgesehen" hat, was es dem Patienten u.U. erschwert, mit dem Rückfall offen umzugehen.

Bei Herrn W kam es zum Rückfall, den er erfreulicherweise aber offenlegte. Er schämte sich massiv. Als Herr W den Rückfall offenbart, erhält er wenig Verständnis, was ihn enttäuscht. Der Argumentation seiner Ehefrau hat er wenig entgegenzusetzen, fühlt sich klein, schuldig und handlungsunfähig.

Es ist wichtig, zu erarbeiten, dass Glücksspieler:innen Verantwortung für ihr Handeln übernehmen. Eine Wiedergutmachung – so wie Glücksspieler:innen sie sich vorstellen – ist in der Regel nicht möglich. Es kann hilfreich sein, hier Impact-Techniken einzusetzen (Gauls 2012).

Impact-Techniken

Impact-Therapie ist ein von Ed Jacobs 1994 entwickeltes Verfahren. Es integriert verschiedene zeitgenössische Therapieverfahren. Impact-Techniken sind wirksam, weil sie es den Klient:innen ermöglichen, Informationen leicht und nachhaltig aufzunehmen. Die Impact-Therapie ist durch die Verwendung von Erinnerungstechniken charakterisiert (Memotechniken). Dabei geht es darum, die Gesamtheit der sensorischen Modalitäten anzusprechen und so eine bleibende Erinnerung (= Impact) zu hinterlassen (Beaulieu 2008).

BEISPIEL

Ein Beispiel für Impact-Techniken

In der Behandlung von Glücksspieler:innen, taucht immer wieder die Vertrauensfrage auf. Gemeint ist das Vertrauen, das Angehörige Glücksspieler:innen entgegenbringen, nachdem diese mit dem Glücksspiel aufgehört haben. So regen sich Glücksspieler:innen immer wieder darüber auf, wenn Angehörige etwas hinterfragen und z.B. bezweifeln, wie z.B. ob es wirklich stimmt, dass die Betroffenen länger arbeiten mussten als geplant oder ob die Zeit nicht doch, so wie früher, in der Spielhalle verbracht wurde. Glücksspieler:innen erwarten i.d.R., dass das Vertrauen unmittelbar wieder da ist und haben kein Gefühl dafür, wie nachhaltig das Vertrauen beschädigt wurde.

P.: Immer wieder misstraut mir meine Frau, obwohl ich doch die Wahrheit sage.
Th.: Da sind Sie richtig enttäuscht, dass Ihre Frau doch immer wieder an Ihren Aussagen zweifelt.
P.: Ich weiß gar nicht, wie ich ihr das beweisen kann.
Th.: Wenn Sie mögen, habe ich da eine Idee.
P.: Gerne.
Th.: (nimmt ein glattes, weißes Blatt Papier).
Sehen Sie, als Ssie Ihre Frau kennengelernt haben, gab es einen gegenseitigen Vertrauensvorschuss und da war das gegenseitige Vertrauen so rein wie dieses Blatt Papier. Durch die Sucht kam es zu Lügen und Verheimlichung (Therapeut zerknüllt das Papier). Ich weiß nicht, wie oft das im Verlauf ihrer Beziehung passiert ist (zerknüllt weiter)., Sie werden es wissen. Aber nun am Ende (versucht das Papier zu glätten), ist es mit dem Vertrauen so, wie mit diesem Blatt Papier (auf dem die Spuren auch nach mehrmaligen Versuchen es zu glätten, deutlich zu sehen sind). Der Therapeut zeigt es dem Patienten.
P.: So habe ich das bisher nicht gesehen, aber Sie haben recht. Ich erwarte da wohl etwas, was so gar nicht möglich ist.

Bestenfalls ist der wie auch immer geartete Schaden, durch Aufrechterhaltung einer Abstinenz zu beheben.

Im weiteren Verlauf der Behandlung, der *Konflikt- und der existenziellen Phase* nach Swildens, ist eine differenzierte Anwendung der Therapieprinzipien weitaus weniger notwendig und hängt vom Inhalt des Gespräches und der therapeutischen Beziehung ab.

Im Folgenden soll dies anhand einer weiteren Fallskizze verdeutlicht werden.

3.5 Fallvignette Herr V

Ich stelle nun einen Fall vor, der nahezu idealtypisch die Komplexität einer Behandlung von Glücksspielsüchtigen darstellt. Zusammenkommen hier eine erlebte Traumatisierung, eine gestörte Eltern-Kind-Beziehung, ein gewalttätiger Vater sowie eine narzisstische Persönlichkeitsstruktur.

Herr V ist bei Beratungsbeginn Mitte 30, verheiratet und hat ein Kind.

Biografischer Hintergrund

Herr V ist das älteste von zwei Kindern und wurde in Deutschland geboren. Die Eltern kommen aus Syrien. Den Vater beschreibt Herr V als gerecht, mutig, intelligent, aber auch autoritär, unkontrolliert und gewalttätig. Ein Blick vom Vater habe genügt um „steif vor Angst" zu sein. Schon als kleiner Junge habe er mitansehen müssen, wie dieser die Mutter geschlagen habe. Herr V berichtet davon, einmal so heftig geschlagen worden zu sein, dass er im Anschluss bewusstlos gewesen sei. Andererseits habe sich der Vater auch schützend vor die Familie gestellt.

Die Mutter sei liebe- und aufopferungsvoll, pflichtbewusst, aber auch rechthaberisch gewesen. Von beiden habe er sich gewünscht, mehr geliebt zu werden. In der Grundschule sei er vom Klassenlehrer aus seiner Sicht ungerecht benotet worden, was er sich durch seine Herkunft erklärte. Er habe einmal die Grundschule gewechselt, sei aber auch dort nicht gut aufgenommen worden, habe gewalttätige Auseinandersetzungen erlebt und sei in Folge ungern zur Schule gegangen. Seine schulischen Leistungen seien nur mäßig gewesen, sodass er im Anschluss die Hauptschule besucht und seine Schullaufbahn mit der mittleren Reife beendet habe. Bis zum Alter von 20 Jahren habe er viele Demütigungen erlebt, die er nicht vergessen und verzeihen könne.

Er habe sich hochgearbeitet und ein Studium beginnen können, wozu ihn der Vater gedrängt habe, nach dessen Ansicht er nicht faul sein sollte. Zwischenzeitlich habe er auch für die Familie Geld verdienen müssen und deshalb das Studium unterbrochen. Er habe sehr viel Geld verdient, sei teure Autos gefahren und habe teure Kleidung getragen. Das Studium habe er dem Vater zuliebe zu Ende gebracht, obwohl dies eine richtige Quälerei für ihn gewesen sei.

Suchtanamnese

Bereits im Alter von 16 Jahren kommt Herr V in Kontakt mit Geldspielautomaten. Mit Beginn des Studiums beginnt er regelmäßig zu spielen und steigt, als er viel Geld verdient, auf Casinospiele um. Ab hier steigert sich das Spielverhalten zunehmend und wird exzessiv.

Bei Beratungsbeginn spielt Herr V mehrmals die Woche über mehrere Stunden und hat sich trotz guten Gehalts verschuldet. Monatlich verspielt er zwischen 1200 und 1500 EUR, was er sich nicht leisten kann.

Inkongruenzkonstellation

Vor dem Hintergrund eines gestörten Eltern-Kind-Verhältnisses, mit einem gewalttätigen, autoritären und unkontrollierten Vater, fühlt sich Herr V ungeliebt. Der Vater ist angsteinflößend. Herr V lehnt den Vater ab und bewundert ihn zugleich, da er Macht hat und respektiert wird. Früh entwickelt Herr V Macht- und Größenfantasien. Eine Zeit lang eifert er dem Vater nach, steigt auf diese Weise in dessen Augen auf und steht unter seinem Schutz.

Selbstkonzept

Die Leistungsanforderungen der Eltern kann Herr V nicht erfüllen, sodass sich im Selbstkonzept verankert, „nichts wert zu sein, wenn ich nichts leiste" sowie „die eigenen Wünsche und Bedürfnisse unterordnen zu müssen". Solange Herr V erfolgreich ist und darüber Anerkennung bekommt, wird die Inkongruenz nicht spürbar. Als er sich mit dem Studium schwertut, sich anstrengen muss, beginnt die Glücksspielsucht und steigert sich, als er viel Geld verdient. Das Glücksspiel ermöglicht es, auf leichte Weise Geld zu „verdienen", was den unterdrückten organismischen Wunsch nach „auch faul sein zu dürfen" und „sich nicht anstrengen zu müssen" befriedigt.

Sekundäre Inkongruenzen

Als sekundäre Inkongruenzen können benannt werden:

Aufgrund der Spielsucht kein ausreichend guter Versorger der Familie zu sein; Schuld- und Schamgefühle, im Sinne des Koran etwas Sündiges zu tun; ein erlebter Kontrollverlust, der nicht zum Selbstbild eines intelligenten und erfolgreichen Menschen passt.

Störungsspezifische Merkmale

- Schulden
- Verheimlichung des Spielens
- Störung der Gefühlswahrnehmung und -regulation
- mangelnde Auseinandersetzungs- und Konfliktfähigkeit
- Schuld- und Schamgefühle
- überhöhte Leistungsorientierung
- Kontrollillusion

Bei Herrn V kommt der Umstand hinzu, dass er keine positive männliche Identität entwickelt hat sowie eine frühe Traumatisierung aufgrund der Gewaltausbrüche des Vaters und der erlebten Hilflosigkeit und Ohnmacht erlebt hat. Außerdem liegt eine narzisstische Persönlichkeitsstruktur vor.

Funktionalität des Glücksspiels

Das Glücksspiel dient bei Herrn V u.a.:

- dem Erleben von Grandiosität,
- der Abwehr von Selbstzweifeln,
- dem Ausleben nicht ausreichend symbolisierter Wünsche und Bedürfnisse sowie
- der Abwehr von Scham und Kränkungen.

Behandlungsverlauf

Als Herr V die Behandlung beginnt, weiß nur ein Freund, nicht aber seine Ehefrau, von seiner Sucht. Herr V berichtet sehr belesen zu sein und wirkt sehr beherrscht und emotionslos. Tiefe Gefühle vermeidet er. Mit diesen – so berichtet er – komme er aber im Gebet in Kontakt, was ihn dann häufig sehr aggressiv mache und er habe dann Sorge, ähnlich wie beim Spielen, die Kontrolle zu verlieren.

Herr V ist sehr durch seinen kulturellen Hintergrund, vor allem seine Religion und sein traditionelles Rollenverständnis als Mann geprägt. Sich überhaupt gegenüber jemandem außerhalb der Familie zu öffnen, stellt einen großen Schritt dar. Sich bedingungsfrei angenommen zu fühlen, ermöglicht es ihm sich zunehmend zu öffnen. Herr V schätzt die Begegnung auf Augenhöhe und den Austausch mit mir. Er war bis dahin gewohnt, alle Probleme allein oder mit Hilfe des Korans und der Familie zu lösen.

Herr V begegnet mir zunächst weitestgehend verschlossen und berichtet von seinen Gefühlen äußerst distanziert. Aufgrund der erlebten Traumatisierung arbeite ich mit Herrn V zunächst stabilisierend und mache ihn mit Stabilisierungs- und Distanzierungstechniken vertraut (Reddemann 2001, 2004).

Am deutlichsten sind zunächst Schuld- und Schamgefühle, aber auch Versagensängste und Selbstzweifel erkennbar. Später kommen auch wütende und kaum kontrollierbare aggressive Anteile zum Vorschein, die er früher ausgelebt hat, nun aber nicht mehr akzeptieren kann. Zunehmend tritt der Wunsch hervor, etwas großartiges, überdauerndes zu schaffen sowie das Bedürfnis, sich keinen Regeln unterordnen zu müssen, über alles erhaben zu sein. Besonders stark ist die Sehnsucht, respektvoll behandelt zu werden. Viele dieser Anteile kann Herr V für sich nicht akzeptieren, weil sie im Gegensatz zu seinem Glauben stehen.

Es zeigt sich weiterhin eine mangelnde Empathiefähigkeit, sodass ein Teil der Arbeit darin besteht, stellvertretend in die Rolle der anderen Bezugspersonen zu gehen, egal ob dies seine Ehefrau oder seinen Arbeitgeber betrifft. Zunehmend nimmt Herr V seine Gefühle nicht nur wahr, sondern versucht auch, zu diesen zu stehen. Er ist weniger manipulativ und lernt eher in „Ich-Botschaften" zu kommunizieren. Hiervon profitiert er deutlich, was ihm auch seine Umgebung zurückmeldet.

Einen Rückschlag gibt es im Kontext eines Versagenserlebnisses bei der Arbeit. Herr V fühlt sich wie der „kleine verspottete Junge" von früher, was er nur durch einen Rückfall kompensieren kann. Dieser jedoch passt nicht in sein Selbstbild, was zu einer extremen Selbstabwertung führt.

Je mehr er sich seiner unterschiedlichen Anteile stellt, desto mehr fragt er sich, ob er den Menschen, der sich herauskristallisiert, noch leiden kann.

BEISPIEL

P: Bis heute kann ich mir nicht verzeihen, wie ich mich damals verhalten habe.
Th: Aus heutiger Sicht fühlt sich dieses Verhalten nicht richtig an.
P: Ich hasse mich dafür.
Th: Für das, was Sie da getan haben, lehnen Sie sich ab und schämen sich auch.
P: Ich würde es am liebsten ungeschehen machen.
Th: Ich sehe da den kleinen Jungen, der viele Demütigungen ertragen musste und dessen Vater durch Gewalt Respekt von anderen bekommen hat.
P: Sie meinen, dass ich gar nicht anders konnte.
Th: Ich meine, verstanden zu haben, dass diese Demütigungen unerträglich waren und Sie auch gerne respektvoll behandelt werden wollten.
P: Ja das stimmt. Und mein Vater wurde respektvoll behandelt. Und in dieser Zeit, wo ich mich verhalten habe wie er, da war ich ihm sehr nah.
Th: In dieser Zeit haben Sie von ihm die Anerkennung bekommen, nach der Sie sich so gesehnt haben.
P: (wirkt berührt). Ja genau.
Th: Dieses Verhalten hat Ihnen geholfen, Ihrem Vater nah zu sein und dessen Anerkennung zu bekommen und es hat Ihnen geholfen, sich Respekt zu verschaffen und sich so vor weiteren Demütigungen zu schützen.
P: Damals habe ich tatsächlich keine andere Möglichkeit gesehen. Ich glaube ich muss da milder mit mir sein.

Zunehmend steigert Herr V seine Selbstakzeptanz, insbesondere auch in Bezug auf seine wütenden und aggressiven Anteile, deren Ausleben im Gegensatz zu früher nicht notwendig ist, da er seine eigenen Wünsche und Bedürfnisse besser wahrnehmen und auch kommunizieren kann. Er verbessert hierdurch seine Beziehungsfähigkeit und erlebt Beziehungen insgesamt als befriedigender. Hiervon profitiert auch seine Ehe.

Herr V beendet die Behandlung regulär und abstinent. Die Ein-Jahres-Katamnese bestätigt den Therapieerfolg.

4 Internet-, Online- und Mediensucht

4.1 Beschreibung des Phänomens

Als 1991 der Startschuss für das Internet fiel, hat sicher niemand damit gerechnet, dass nur wenige Jahre später der Begriff Internetsucht auftauchen würde. 1996 verwenden ihn erstmals die amerikanische Psychologin Kimberly Young sowie der Engländer Marc Griffiths (Rumpf et al. 2021). 1998 veröffentlicht Young das Buch „Caught in the Net: How to Recognize the Signs of Internet Addiction – And a Winning Strategy for Recovery" (dt. 1999; Brand/Potenza 2019) und präsentiert im Jahr 2000 eine erste Typisierung, wie sie Abbildung 4.1 zu entnehmen ist.

Diese erste Typisierung macht bereits deutlich, dass nicht das Internet an sich „süchtig" macht, sondern ein bestimmtes Nutzungsverhalten, das dort ausgeübt wird. Das Internet hat sich seitdem stetig weiterentwickelt: Höhere Übertragungsraten sowie leistungsfähigere Endgeräte ermöglichen ruckelfreies Übertragen komplexer Daten, womit Online-Spiele, aber auch die Option online Filme zu schauen, möglich sind.

Einen weiteren Durchbruch erlebte das Internet mit der Entwicklung des ersten Smartphones: dem iPhone von Apple, das am 9.01.2007 vorgestellt wurde (spiegel Netzwelt 2007). Seither ist es möglich, jederzeit und an nahezu jedem Ort auf das Internet zuzugreifen. Smartphones sind ständige Begleiter

Cybersexual Addiction	• Suche und Sammeln von pornografischen Materialien
Cyber-relationship Addiction	• Kommunikation mit anderen in Online-Communities • Eingehen von rein „virtuellen" Beziehungen
Net Compulsions	• Auktionen und Shopping (z. B. eBay)
Information Overload	• Sinnloses und oft auch zielloses Suchen nach Informationen
Computer Addiction	• Computerspiele

Abb. 4.1: Typisierung PC-/Internetgebrauch nach Kimberly Young et al. (2000)

geworden, sie vereinen inzwischen unzählige Funktionen (z. B. Navigation, Fotografie) und Möglichkeiten und sind aus dem Alltag kaum noch wegzudenken. Bereits mehr als 90% der Jugendlichen ab 12 Jahren besitzen ein eigenes Smartphone (JIM-Studie 2023).

Neben dem schon von Griffiths und Young eingeführten Begriff der Internetsucht wird inzwischen eine ganze Reihe von Begriffen verwendet, die einen problematischen bzw. pathologischen Umgang mit dem Internet oder Medien beschreiben. Es sind dies u. a. Mediensucht, internetbezogene Störungen, Porno- oder Sexsucht, Spielsucht, Soziale-Netzwerk-Störung, dysfunktionaler und pathologischer PC- und Internetgebrauch. Müller et al. 2018 beschreiben folgende Formen von „Internetsucht“:

- Online-Computerspiele (Computer bzw. Videospielsucht, englisch: Gaming; Anm. des Verfassers)
- Online-Communities und Soziale Netzwerke
- Online-Recherche
- Online-Sexportale, Online-Pornografie
- Online-Kaufsucht

> **!** Häufig wird auch das Online-Glücksspiel als internetbezogene Störung mitaufgeführt. Es sei darauf hingewiesen, dass sowohl Glücksspielsucht als auch Kauf- und Sex-/Pornosucht nicht als reine Onlinesüchte zu verstehen sind. Hier ist es nicht entscheidend, ob diese on- oder offline ausgeübt werden. Sie sind in der psychiatrischen Literatur auch schon immer als eigenständige Störungsbilder beschrieben worden.

Rumpf et al. (2021) weisen auf die Unschärfe der unterschiedlich verwendeten Begrifflichkeiten hin, denen der Bezug zum eigentlichen Nutzungsverhalten fehlt. Das Expert:innenteam schlägt folgende Begriffe vor:

- Computerspielstörung
- Glücksspielstörung
- Soziale-Netzwerke-Nutzungsstörung
- Shoppingstörung
- Pornografie-Nutzungsstörung

Für die Glücksspiel-, die Computerspiel- sowie die Shopingstörung soll weiterhin zwischen on- und offline unterschieden werden. Als Oberbegriff wird

„Störungen aufgrund von Verhaltenssüchten" vorgeschlagen (Rumpf et al. 2021).

Die Verbindung zum Nutzungsverhalten ist sinnvoll, da dies deutlich macht, dass nicht das Internet oder die Medien an sich „süchtig" machen, sondern eben ein bestimmtes Nutzungsverhalten. Unklar ist, warum der Begriff „Pornografie-Nutzungsstörung" gewählt und keine Verbindung zu hypersexuellem Verlangen (auch als Sexsucht bezeichnet) hergestellt wird (Kap. 5).

Des Weiteren ist nicht klar, warum in dem o.g. Vorschlag das exzessive Surfen (z.B. in Form von Recherche, aber auch dem sinnlosen Surfen) sowie exzessives Streamen, meist in Form des Videoschauens, nicht benannt sind. Beides tritt in der Beratung und Behandlung sehr häufig auf, insbesondere bei Studierenden, und findet sich in Publikationen (Schuhler/Vogelgesang 2011; Müller et al. 2018) oder auch Studien (z.B. Mediensucht in Zeiten der Pandemie; DAK-Gesundheit 2023) wieder.

Petry (2010) versteht die PC-/Internetnutzung als ein „universelles Spielzeug", in der alle Formen des Spiels „um ihrer selbst willen (Zweckfreiheit)" ausgelebt werden können. Als häufigste Erscheinungsform des spielerischen Umgangs mit dem PC/Internet werden das Gamen, Surfen und Chatten benannt, worüber die Stimmungs- und Emotionsregulation, die Aufnahme von sozialen Beziehungen und die Identitätsbildung erfolgen kann (Petry 2010).

Epidemiologie

Die bislang einzig in Deutschland durchgeführten Studien, die sogenannte PINTA-Studie (Prävalenz der Internetabhängigkeit, Rumpf et al. 2011) und auch die nachfolgende PINTA-DIARI-Studie (Bischof et al. 2013) kamen zu dem Ergebnis, dass 1,5% (Frauen 1,3%, Männer 1,7%) der Internetnutzer:innen eine internetbezogene Störung entwickelt haben. Dabei sind die jüngeren Altersgruppen stärker betroffen. So steigt die Prävalenz bei den 14-24-Jährigen auf 2,4% (Frauen 2,3%, Männer 2,5%), bei den 14-16-Jährigen auf 4,0% (Frauen 4,9%, Männer 3,1%) an. Der hohe Anteil bei den jungen Mädchen ergibt sich durch deren Affinität zu sozialen Netzwerken (77,1%) und seltener zu Online-Spielen (7,2%). Männer nutzen soziale Netzwerke ebenfalls, aber in geringerer Ausprägung (64,8%), dafür jedoch häufiger Online-Spiele (33,6%). Problematischen Internetgebrauch zeigten der Studie zufolge insgesamt 4,6% der Befragten (Frauen 4,4%, Männer 4,9%).

Rumpf, der auch Projektleiter der beiden o.g. Studien war, berichtete auf dem Tag der digitalen Gesundheit 2023, dass rund zwei bis fünf Prozent der deutschen Bevölkerung an einer Internet- oder Computerspielsucht leiden und rund zehn Prozent gefährdet seien, in eine Sucht abzurutschen (Aerzteblatt.de 2023). Während die Datenlage für die Gesamtbevölkerung eher dürftig ist, liegen insbesondere für Jugendliche und junge Erwachsene zahlreiche Publikationen vor, z. B. im BZgA-Forschungsbericht zur Drogenaffinität Jugendlicher in der Bundesrepublik Deutschland, Teilband Computerspiele und Internet (Orth / Merkel 2020).

Die DAK-Längsschnittstudie „Mediensucht in Zeiten der Pandemie (2019-2022)“ kommt zu dem Ergebnis, dass die pathologische Nutzung sich „alarmierend“ entwickelt habe und die Anzahl der Betroffenen im Verlauf der Pandemie, trotz zunehmender Lockerungen der Beschränkungen, weiter zugenommen habe. Seit 2019 habe sie sich mehr als verdoppelt. 6,3 % der Kinder und Jugendlichen seien vom pathologischen Gaming betroffen und weitere 6,7 % zeigten eine pathologische Nutzung von sozialen Medien. Der Anteil der betroffenen Mädchen sei ebenfalls angestiegen.

Die Nutzungszeiten liegen deutlich über dem Vorkrisenniveau, wobei die Nutzungszeiten von sozialen Medien sogar wieder angestiegen seien und nun so hoch wie zu Beginn der Pandemie liegen (DAK-Gesundheit 2023).

Komorbidität

Zu Komorbidität bei Internetsüchtigen gibt es bislang nur wenig verlässliche Aussagen. Die häufigsten Komorbiditäten bei Kindern und Jugendlichen scheinen Depressionen, Angststörungen, Aufmerksamkeitsdefizit (Hyperaktivitäts-) Syndrom kurz AD(H)S, Autismus-Spektrum-Störungen sowie Schlafstörungen zu sein (Springer Medizin 2023). Bei Erwachsenen werden am häufigsten depressive Symptome sowie Angststörungen diagnostiziert. Bei substanzbezogenen Süchten ist in jedem Fall die Abhängigkeit von Nikotin, aber auch – vor allem auch bei Jugendlichen und jungen Erwachsenen – Cannabis zu nennen (te Wildt 2019). Petry (2010) benennt neben den depressiven und (sozialen) Angststörungen auch die ängstlich-vermeidende Persönlichkeitsstörung, Aufmerksamkeits- / Hyperaktivitätsstörungen sowie Essstörungen und Adipositas (Petry 2010). In der Untersuchung von Schuhler et al. (2013) wiesen 57 % der Teilnehmenden eine depressive Störung, 28 % eine Persönlichkeitsstörung, 15 % eine soziale Phobie, 10 % eine Essstörung und 4 % ADHS auf. Sowohl Petry als auch Schuhler verstehen den dysfunktionalen PC- / Internetgebrauch als ausschließlich auf das Gamen, Chatten und Surfen bezogen, da alle anderen Nutzungsformen (Glücksspielen, Pornokonsum, Kaufen) anders klassifiziert werden.

Transition

Nach Hurrelmann und Quenzel (2016) sind die vier zentralen Entwicklungsaufgaben im Jugendalter:

1 **Qualifizieren:** Hier geht es um die Entwicklung und die Wahrnehmung der intellektuellen und sozialen Fähigkeiten, die dazu befähigen, aktiv Tätigkeiten zu übernehmen, die auf der einen Seite persönlich befriedigen und auf der anderen Seite einen Nutzen für das Gemeinwohl haben.
2 **Binden:** Dabei geht es einerseits um die Entwicklung eines Selbstbildes von Körper und Psyche, um eine eigene Identität zu entwickeln und andererseits darum, erfüllende Beziehungen zu anderen Menschen und eine enge Bindung zu besonders geliebten Menschen einzugehen.
3 **Konsumieren:** Hier geht es um die Entwicklung von psychischen und sozialen Strategien, die Regeneration und Entspannung ermöglichen, aber auch um die Fähigkeit zum produktiven Umgang mit Wirtschafts-, Freizeit- und Medienangeboten.
4 **Partizipieren:** In diesem Fall wiederum geht es um die Entwicklung eines eigenen Werte- und Normensystems und der Fähigkeit, aktiv die sozialen Lebensbedingungen mitzugestalten.

Der Beginn der Jugendphase hat sich historisch gesehen immer weiter nach vorne verlagert und lässt sich nach Hurrelmann und Quenzel (2016) in drei Unterabschnitte unterteilen:

- die frühe Jugendphase (12–17 Jahre),
- die mittlere Jugendphase (18–21 Jahre),
- die späte Jugendphase (22- max. 30 Jahre),

wobei der endgültige Übergang in die Erwachsenenphase von den jeweiligen gesellschaftlich bedingten Lebenslagen und -chancen abhängig ist und deshalb nicht präzise anhand eines bestimmten Alters festgelegt werden kann.

Da viele der nachfolgend beschriebenen Betroffenen mit ihrem spezifischen Nutzungsverhalten bereits mit ca. 11 – 12 Jahren beginnen, denn ab diesem Alter haben die meisten Jugendlichen ein eigenes Smartphone und auch sonst Zugang zu internetfähigen Geräten, während Spielekonsolen zum Teil sogar schon deutlich früher zur Verfügung stehen(JIM-Studie 2023), muss von einem in vielen Aspekten gescheiterten Transitionsprozess ausgegangen werden, in dem wichtige Entwicklungsaufgaben nicht oder nur unzureichend bewältigt wurden. So kann auf der individuellen Ebene die Entwicklung der intellektuellen und sozialen Kompetenzen (Qualifizieren) beeinträchtigt sein, wenn die schulische und berufliche Bildung durch das Nutzungsverhalten beeinträchtigt ist, indem z. B. der Schlafrhythmus gestört ist oder Fehlzeiten in Schule und Ausbildung entstehen. Wird kein Schul- oder Berufsabschluss erreicht, hat dies auch Auswirkungen auf die Verselbstständigung. Im Bereich des sich *Bindens* gelingt dementsprechend die Ablösung von den Eltern nicht ausreichend, da die Betroffenen von diesen finanziell abhängig bleiben und auch der Aufbau von engen freundschaftlichen Beziehungen kann beeinträchtigt sein, wenn soziale Kontakte überwiegend online stattfinden. Dies beeinträchtigt dann auch den Bereich des *Konsumierens*, in dem es u. a. darum geht, emotional erfüllende und stabile Freundschafts- und Sozialkontakte zu knüpfen, eine verantwortungsvolle Mediennutzung zu erlernen und die vielfältigen Freizeit- und Konsumangebote für sich befriedigend zu nutzen. Bei einseitigem Nutzungsverhalten wird diese Entwicklungsaufgabe ebenfalls nur unzureichend erfüllt. Im Bereich *Partizipieren* kann ein sinnvolles und persönlich erfüllendes Leben nur bedingt und z. B. das Ziel einer verantwortungsbewussten Wahrnehmung gesellschaftlicher Rollen nur unzureichend umgesetzt werden.

Inwieweit die Entwicklungsaufgaben ausreichend oder eben nicht ausreichend bewältigt wurden, ist stark abhängig vom Einstiegsalter und der Art des Nutzungsverhaltens. Bei Gamer:innen ist dies in der Regel besonders stark ausgeprägt. Auch bei Sexsüchtigen kann, aufgrund des ebenfalls frühen Einstiegsalters, von mangelnder Bewältigung der Entwicklungsaufgaben ausgegangen werden.

Mangelhaft bewältigte Entwicklungsaufgaben führen zu einem erhöhten Risiko für weitere Entwicklungsabweichungen.

Nutzungsverhalten

Im Fokus des Nutzungsverhaltens stehen bisher vor allem das Gaming und dies sowohl bei Jugendlichen als auch bei Erwachsenen (Bitkom, DAK, 2022, JIM-Studie). Doch auch das Nutzungsverhalten von Social Media sowie Streamingdiensten hat zunehmend an Bedeutung gewonnen und findet sich in den Studien wieder (z. B. www.ard-zdf-onlinestudie.de, 18.06.2024; DAK-Gesundheit 2023; Bitkom 2023). Das Nutzungsverhalten in Bezug auf sexuelle Inhalte ist bislang nicht abgebildet, aber es mehren sich seit Jahren die Publikationen zum Thema, die von einem Anstieg an Betroffenen berichten (Roth 2004; Becker et al. 2009; Hill et al. 2023).

Leider wurde bisher nichts dazu publiziert, wie sich das Nutzungsverhalten in den Beratungs- und Behandlungseinrichtungen widerspiegelt. Dies liegt vor

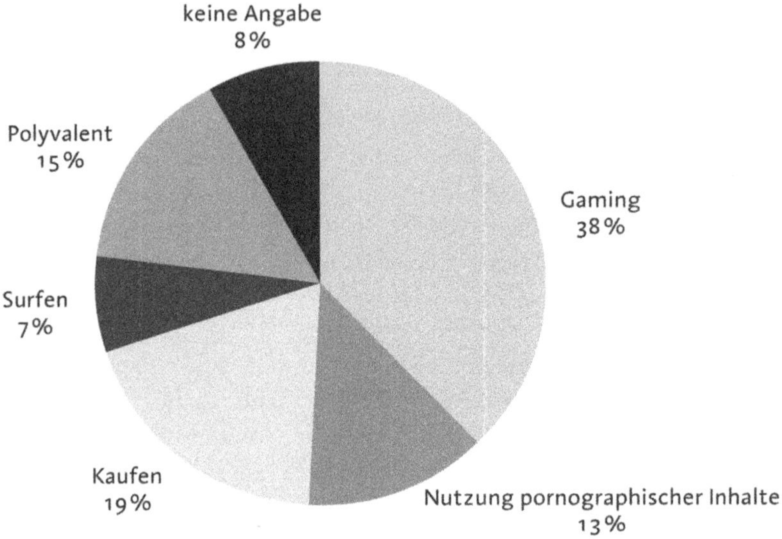

Abb. 4.2: Nutzungsverhalten von PC-/Internetuser:innen (unveröffentlichter Jahresbericht der Ambulanten Suchthilfe Bethel 2022)

allem daran, dass sich bislang häufig nur das Glücksspiel und das Gaming in den Dokumentationssystemen wiederfinden.

In unserer Einrichtung zeigt sich in der jüngeren Vergangenheit eine deutliche Veränderung des Nutzungsverhaltens. Kamen 2008 noch fast ausschließlich Gamer:innen in die Beratung, sah das Nutzungsverhalten 2022 wie in Abbildung 4.2 dargestellt aus:

Da bislang andere sogenannte Verhaltenssüchte wie *Arbeits- oder Sportsucht* ebenso wenig eine Rolle spielen, wie die Nutzung von Messengerdiensten zur Kommunikation, beziehe ich mich im Folgenden ausschließlich auf das Gaming, das hypersexuelle Verlangen (inklusive des exzessiven Pornokonsums) und das pathologische Kaufen.

4.2 Gaming, Streaming, Surfen

Beschreibung des Phänomens

In dieser Gruppe sind unterschiedliche Nutzungsformen zusammengefasst, da diese in der Praxis häufig parallel auftauchen und weitgehend dieselbe Funktionalität aufweisen. Ich beziehe mich explizit auf das Gaming, da dies in der Praxis am häufigsten vorkommt.

Das Gaming oder Videospielen hat seine Vorläufer in den Spielkonsolen und wurde später durch PC-Spiele ergänzt. Mit dem Beginn des vernetzten Spielens „Multi User Dungeon" (MUD) war es fortan möglich, von unterschiedlichen Rechnern aus gemeinsam zu spielen. Es kam die Zeit der LAN-Partys, in der begeisterte Spieler:innen nächtelang gemeinsam zockten. Mit Einführung des Internets und den immer besseren Übertragungsraten wurde es möglich, vom heimischen Rechner aus mit und gegen andere Spieler:innen auf der ganzen Welt zu spielen. Eines der beliebtesten Spiele wurde das 2004 vorgestellte Online-Rollenspiel „World of Warcraft" (WOW), das weltweit mehr als 10 Millionen Menschen begeisterte und es 2009 als das beliebteste Multiplayer-Online-Spiel sogar ins Guinness-Buch der Rekorde schaffte (PCGames o. J.).

Ein weiteres, sehr erfolgreiches Spiel ist der im Jahr 2000 eingeführte Taktik-Shooter *Counterstrike*. Ego-Taktik-Shooter sind seit den Amokläufen von Emsdetten, Erfurt und Winnenden als sogenannte Ballerspiele in Verruf gekommen.

Viele Spieler:innen berichten davon, dass sie immer wieder zu hören bekommen, „sich doch reale Freund:innen zu suchen" und „dass das alles ja nicht real sei". Die *Spielewelt* hat aber häufig Bezug zur Realität, da z. B. auch Mitschüler:innen mit im *Clan* oder der *Gilde* spielen.

Es handelt sich um einfache Spielprinzipien in denen man – genügend Zeit vorausgesetzt – sehr erfolgreich sein kann. In einigen Spielen, wie z. B. in dem bereits erwähnten WOW, werden Spieler:innen auch einfach für das Erkunden von unbekannten Welten belohnt. Die Spiele erhalten regelmäßig Erweiterungen, sodass sie über Jahre hinweg attraktiv bleiben.

Inzwischen füllen Gamer:innen ganze Sportarenen. E-Sports sind beliebt und viele traditionelle Sportvereine, haben auch E-Sport-Mannschaften. So z. B. der FC Schalke 04, Bayer 04 Leverkusen, Hertha BSC, RB Leipzig, VfB Stuttgart, Borussia Mönchengladbach, Eintracht Frankfurt, 1. FC Köln, SpVgg Greuther Fürth, VfL Bochum und der VfL Wolfsburg aus der Bundesliga (virtual.bundesliga.com/de/clubs, 22.06.2024).

Gaming und digitale Inhalte

Laut dem Newzoo Global Games Market Report spielten im Jahr 2022 weltweit rund 3,2 Milliarden Menschen, davon 430 Millionen in Europa. In Deutschland spielt mittlerweile die Hälfte der Bevölkerung Computer- und Videospiele. Gaming ist damit keine Randerscheinung, sondern im Mainstream angekommen.

Gespielt wird in allen Altersgruppen. Das aktuelle Durchschnittsalter beträgt 37,4 Jahre und ist damit über die Jahre hin zunehmend angestiegen. Das Geschlechterverhältnis ist ausgewogen (Männer 52 %; Frauen 48 %). Die meisten Spiele werden am Smartphone (22,6 Mio.) gespielt, gefolgt von Spielkonsolen (17 Mio.), PC (15,2 Mio.) und Tablet (9,9 Mio.). Durch Corona ist die Anzahl der Spieler:innen angestiegen (Europäisches Verbraucherzentrum/EVZ Deutschland 2023; Bitkom 2021; Bitkom 2023).

Immer häufiger bietet die Gaming-Industrie kostenlose Spiele, sogenannte Free-to-Play, kurz: Free2Play an. Denn der größte Erlös wird nicht mehr mit dem Verkauf von Soft- und Hardware erwirtschaftet, sondern durch In-APP- und In-Game-Käufe, etwa mit Lootboxen (EVZ 2023).

Lootboxen (Schatzkisten) können wertvolle Gegenstände enthalten oder den *letzten Schrott*. Aufgrund der Tatsache, dass der Wert einer Lootbox den Spieler:innen im Vorfeld unbekannt ist, gibt es eine Verbindung zum Glücksspiel. In der Fachwelt wird dies auch mit dem Begriff *Gamebling*, einer Kreuzung aus Gaming und Gambling (engl. Glücksspiel), beschrieben. Auch wenn In-APP-Käufe zunächst harmlos erscheinen, bergen sie ein Risiko, da sie sich in nahezu beliebiger Höhe und unbegrenzt tätigen lassen.

So geschah es bei Frau S, die innerhalb eines Jahres 55.000 EUR in ein Spiel investierte. Oder Herr T, der binnen drei Jahren rund 80.000 EUR für In-APP-Käufe ausgegeben hat.

Bei diesen Patient:innen treten als Folgen zusätzlich Schulden auf, was bei den meisten Gamer:innen i. d. R. nicht relevant ist.

Hauptmerkmale

Einer der ersten Videospieler, der mir begegnete, berichtete „einer der weltbesten (!) Sniper (Scharfschützen) zu sein". Ich muss zugeben, dass mich das beeindruckt hat, denn wer kann schon von sich behaupten, *Weltklasse* zu sein? Die Aussage deutet aber gleichzeitig auf ein Hauptmerkmal vieler Gamer:innen hin, das sich nicht in den diagnostischen Kriterien wiederfindet: nämlich eine massive **Identitätsdiffusion**. So wie auch bei Marc:

BEISPIEL

Marc ist 20 Jahre alt als er aufgrund seiner Online-Spielsucht in Behandlung kommt. Er spielt bis zu 18 Stunden täglich, hat während des Gamens kein Appetit- oder Müdigkeitsgefühl. Er ernährt sich überwiegend von Fast-Food, das er, wenn möglich, am Bildschirm zu sich nimmt. Er spielt World of Warcraft (WOW). Da er bis in die Nacht spielt, kommt er morgens nicht aus dem Bett und hat bereits eine Ausbildungsstelle verloren und zu Hause Stress mit den Eltern. Stolz berichtet er von seinem Avatar, der zwar zimperlich aussehe, aber der „Hammer“ sei, mit den stärksten Waffen, die es gibt. Mit dem Avatar ist Marc erfolgreich, während er in der Realität scheitert. Er identifiziert sich mehr mit dem Avatar, als mit seinem wahren Selbst und die „Spielwelt“ erscheint ihm wichtiger. Marc formuliert dies so: „Die reale Welt ist eigentlich nicht mehr so prickelnd, vor allem wenn man schon so lange nicht mehr an ihr teilgenommen hat.“

Darin zeigt sich ein zweites Hauptmerkmal: nämlich das **Immersionserleben**, das sich leider ebenfalls nicht in den Diagnostischen Kriterien (s. U.) wiederfindet. Beide (Haupt-)Merkmale werden aber in der Fachliteratur beschrieben (Petry 2010; Schuhler/Vogelgesang 2011).

Ein Problem der (Online)-Videospiele ist, dass sie rund um die Uhr verfügbar sind und man sie weltweit vernetzt spielen kann. Dies führt u. a. aufgrund der nicht unerheblichen Zeitunterschiede dazu, die Nacht zum Tag zu machen. So wie bei meinem ersten Gamer, der nicht nur „einer der weltbesten Sniper“ war, sondern auch gerne mit seinem Freund aus Shanghai spielte.

Während Taktik-Shooter rundenbasiert sind, haben Multiplayer-Online-Rollenspiele kein natürliches Ende. Folgende Motivation benennen Gamer:innen für Online-Rollenspiele:

- Spiel mit anderen realen Menschen
- abwechslungsreiche, spannende Spielumgebung
- es bestehen innerhalb des Spiels Aufgaben, die weder über- noch unterfordern (Flow-Erleben)
- Anerkennung und Erfolg
- reale Eigenschaften (Bildung, Einkommen, Alter etc.) spielen keine Rolle
- sich mit anderen messen (aber eben auf „virtuellem“ Abstand)
- Konflikte können vermieden werden
- strategisches Denken

und für Online-Taktik-Shooter:

- einfaches Spielprinzip
- schnelle Spielabläufe
- „sich messen mit anderen“ (Highscorelisten)
- Organisation in Clans haben hohe Bindungskraft
- durch Clans auch Einbindung in reale Welt (private Bekanntschaften)
- Erfolg nur durch gutes Teamplay

Folgen exzessiven Gamings

Das exzessive Gamen/Streamen/Surfen hat, so wie im Fall von Marc schon angedeutet, massive Folgen für die Betroffenen. Folgen sind u.a.:

- Überanstrengung der Augen
- restlicher Körper und Körpergefühl bleiben zurück (kein Müdigkeits- und Hungerempfinden)
- kein Bedürfnis nach menschlicher Nähe (zunehmende soziale Isolation)
- Schlafmangel und in der Folge erhebliche Konzentrationsschwächen
- Aufmerksamkeitsstörungen
- Haltungsschäden
- Vernachlässigung von schulischen oder beruflichen Verpflichtungen

Diagnose und diagnostische Kriterien nach ICD-11

„Pathologisches Spielen ist gekennzeichnet durch ein anhaltendes oder wiederkehrendes Spielverhalten (‚digitales Spielen' oder ‚Videospiele'), das online (d.h. über das Internet) oder offline stattfinden kann und sich durch folgende Merkmale äußert:

1. *Eingeschränkte Kontrolle über das Spielen (z.B. Beginn, Häufigkeit, Intensität, Dauer, Beendigung, Kontext)*
2. *Zunehmende Priorität des Spielens in dem Maße, dass das Spielen Vorrang vor anderen Lebensinteressen und täglichen Aktivitäten hat; und*
3. *Fortsetzung oder Eskalation des Spielens trotz negativer Konsequenzen.*

Das Muster des Spielverhaltens kann kontinuierlich oder episodisch und wiederkehrend sein. Das Spielverhalten führt zu einem ausgeprägten Leidensdruck oder einer erheblichen Beeinträchtigung in persönlichen, familiären, sozialen, schulischen, beruflichen oder anderen wichtigen Funktionsbereichen. Das Spielverhalten und andere Merkmale sind normalerweise über einen Zeitraum von mindestens zwölf Monaten zu beobachten, damit eine Diagnose gestellt werden kann, obwohl die erforderliche Dauer verkürzt werden kann, wenn alle diagnostischen Anforderungen erfüllt sind und die Symptome schwerwiegend sind." (Bundesinstitut für Arzneimittel und Medizinprodukte, BfArM)

Einschränkungen im Sinne der ICF

Bei den Gamer:innen ist besonders der Bereich der Teilhabe und Aktivitäten betroffen, da soziale Beziehungen fehlen und auch der Kontakt zur Familie oft massiv gestört und eingeschränkt ist. Die Betroffenen scheitern meist schon in der Ausbildung, haben zwar eine Wohnung, in der sie aber oft verwahrlosen. Außerhalb des Gamens verfügen sie über wenig bis keine Freizeitinteressen und nehmen am Leben insgesamt wenig bis gar nicht teil. Auch in Bezug auf die Körperfunktionen und -struktur gibt es Beeinträchtigungen hinsichtlich der emotionalen Stabilität, des Selbstwerterlebens und der Einschätzung der eigenen Fähigkeiten.

4.3 Personzentriertes Krankheitsverständnis

Personzentriert lässt sich die Störung wie folgt verstehen:

- Die Störung beruht auf einer Inkongruenz.
- Die primäre Inkongruenz ist durch frühe Beziehungserfahrungen hervorgerufen, die nur durch Anpassung überdeckt werden konnte.
- Die (reale) Beziehungsfähigkeit ist eingeschränkt.
- Besonders auffällig ist die Diskrepanz zwischen Selbstbild und Selbstideal.
- Die Aktualisierungstendenz ist (früh) blockiert.

Störungsspezifische Themen

- Drang zum Gamen
- Gamen wird als äußerst befriedigend erlebt
- ambivalente Abstinenzmotivation
- Prokrastination
- negatives Menschenbild
- eingeschränkte Leistungsmotivation
- Entwicklungsdefizite
- eingeschränkte Beziehungsfähigkeit
- Selbstwertzweifel und Kränkbarkeit
- fehlende soziale Kontakte und Hobbys
- Identitätsdiffusion
- Perfektionistische Selbstansprüche (erhöhtes Selbstideal)

Inkongruenz- und Beziehungskonstellation

Das Auffälligste an diesem Störungsbild stellt der soziale Rückzug dar. Grundlage dafür ist das fehlende Vertrauen in Beziehungen und die Angst davor, anderen nicht genügen zu können und sie zu enttäuschen. Die frühkindliche Beziehungserfahrung ist dadurch geprägt, dass die Eltern nicht verlässlich sind, die Bedürfnisse nicht ausreichend empathisch wahrnehmen (Bindungsstörung) und dementsprechend auch nicht adäquat befriedigen.

Die Betroffenen sind äußerst kritisch mit sich selbst und stellen perfektionistische, oft unerreichbare Ansprüche an sich (überhöhtes Selbstideal). Das Selbstideal ist – vergleichbar mit dem von depressiven Menschen – sehr auf Harmonie und Selbstlosigkeit, aber auch auf absolute Verlässlichkeit und Solidarität ausgerichtet. Um Kritik und Ablehnung zu entgehen, passen sie sich entweder bis zur Selbstaufgabe an oder gehen Situationen, in denen sie das Gefühl haben, den Erwartungen nicht genügen zu können und dementsprechend Ablehnung erwarten, aus dem Weg. Die Inkongruenz besteht zwischen Wünschen nach Sicherheit, Geborgenheit und Anerkennung einerseits und nach Autonomie und Individualität andererseits. Gefühle von Wut, Aggression, Ablehnung, Ärger und eigene Bedürfnisse müssen dementsprechend abgewehrt werden. Aufgrund der äußerst negativen Beziehungserwartungen und des frühen Einstiegs in das Gamen (bei dem die Bedürfnisse *autark* befriedigt werden können), werden Wünsche nach Zuwendung, Geborgenheit und Anerkennung in realen Beziehungen häufig nur verzerrt symbolisiert. Aufgrund des überhöhten Selbstideals und daraus resultierender Angst zu scheitern, lehnen die Betroffenen oft auch die Übernahme von Verantwortung und Selbstständigkeit ab und bleiben so in vielen Fällen abhängig von anderen. Die Betroffenen haben häufig eine hohe Anpassungsbereitschaft.

Selbstkonzept

„Ich muss die Erwartungen anderer 120 % erfüllen, um anerkannt und nicht verlassen zu werden“, oder: „Ich werde andere enttäuschen, deren Erwartungen nicht erfüllen.“

Beziehungserwartungen in der Behandlung

Die Patient:innen wünschen sich ein hohes Maß an Sicherheit, befürchten gleichzeitig, dass der:die Therapeut:in sie ablehnen und alleine lassen wird. Sie sind, vergleichbar mit Menschen die unter Depressionen leiden (was auch oft eine komorbide Störung ist), in hohem Maß von dessen:deren Zuspruch und Wohlwollen abhängig. Sie erwarten Ablehnung in Bezug auf die PC-/Internetnutzung. Der:die Therapeut:in soll *das Liebste* nicht wegnehmen (Stichwort: Identitätsdiffusion) und er:sie soll ihre Hoffnungslosigkeit dem Leben und den Menschen gegenüber verstehen.

Zunächst scheinen sich die Patient:innen gut auf die therapeutische Beziehung einlassen zu können, was jedoch häufig als Anpassungsleistung zu verstehen ist. Dem Selbstkonzept entsprechend versuchen die Patient:innen den Erwartungen der Therapeutin oder des Therapeuten zu entsprechen, um die erwartete Kritik und Ablehnung zu vermeiden. Gefühle von Wut und Ärger auf den Therapeuten oder die Therapeutin können nicht symbolisiert werden.

Aufgrund nicht ausreichend bewältigter Entwicklungsaufgaben ist der therapeutische Prozess kleinschrittig, oft durch Stagnation und Rückfälle gekennzeichnet und erfordert ein hohes Maß an Geduld.

Störungsspezifisches Vorgehen

- Stärkung der Veränderungsmotivation
- Rückfallprophylaxe
- Bearbeiten von Selbstzweifeln
- Verbesserung der Beziehungsfähigkeit
- Stärkung der Selbstverantwortung und der Selbstbestimmung
- Stärkung der Selbstakzeptanz („sich selbst annehmen können, Aufgabe des erhöhten Selbstideals“)
- Stärkung der Selbstempathie (Gefühle zulassen, aushalten und ausdrücken können)
- Stärkung der Selbstkongruenz (sich zeigen wie man ist)

4.4 Besondere Behandlungsaspekte

Beziehungserfahrungen

Schaut man auf die Beziehungserfahrungen von Gamer:innen, so finden sich in der Biografie häufig Eltern mit psychischen oder auch Suchterkrankungen oder Eltern, die zu wenig Unterstützung haben geben können:

BEISPIEL

So wie bei Alex, der mit Anfang 20 in die Beratung kommt und bis zu 50 Stunden die Woche spielt. Beim Erstkontakt fallen folgende Dinge auf: Alex trägt ein Kapuzenshirt und hat die Kapuze tief ins Gesicht gezogen. Er nimmt kaum Blickkontakt auf, spricht unendlich schnell und unverständlich, wodurch die Beziehungsaufnahme deutlich erschwert ist. Des Weiteren fällt seine Unpünktlichkeit auf.

Als Hintergrund seiner Flucht ins Gaming benennt er:
- Mobbing/Ausgrenzung
- Schwierigkeiten vor der Klasse zu sprechen
- Ängste etwas falsch zu machen
- Schwierigkeiten mit der Mutter, die mit der Erziehung überfordert gewesen sei, ihn und seinen Bruder geschlagen habe und alle Fehler auf ihn abwälze.

Aus Wut habe er im Alter von 16 Jahren bereits Dinge zerschlagen und sei deshalb bei der Erziehungsberatungsstelle gewesen. Dies alles berichtet Alex zwar in seiner für ihn typischen schnellen Sprache, aber weitgehend ohne erkennbare Emotionen.

Es zeigt sich außerdem ein hoher, unerreichbarer Leistungsanspruch. Hintergrund ist der ältere Bruder, mit dem er seit jeher verglichen wurde und dem, im Gegensatz zu ihm, alles zugeflogen sei.

Alex kommt zunächst mit großem Leidensdruck. Er musste bereits die Schule verlassen. Es war zu Beginn der Beratung fraglich, ob er wieder aufgenommen würde. Als positives Signal war zu werten, dass die Schule ihn in die Beratung vermittelt hatte. In der Beratung wurden deutliche Zukunftsängste sichtbar. Alex hatte aus seiner eigenen Entscheidung heraus aktuell keinen PC mehr zu Verfügung (Selbstschutz). Den Spiele-Account wollte er auf keinen Fall aufgeben, er habe sich hier zu viel und zu mühsam erarbeitet. Es kommt ein tiefer Schmerz darüber zum Vorschein, dass die Eltern nur einfache Arbeiter sind. Ihr Leben kann er nicht akzeptieren, empfindet es als verpfuscht. Im Grunde haben sie ihm nie helfen, ihn nie unterstützen können.

Ein weiteres Beispiel ist Herr U, der ebenfalls aufgrund seines exzessiven Gamens in die Beratung kommt. Er gibt an, sein Studium vernachlässigt zu haben und in der Wohnung verwahrlost zu sein, in der ihn dann die

Mutter gefunden habe. Der Vater sei Alkoholiker. Die Eltern hätten sich getrennt, als er 12 Jahre alt war. Die Mutter wisse und könne alles besser. Im Alter von 11 Jahren habe er mit dem Gaming begonnen. Mit dem klassischen Männerbild kann er sich nicht identifizieren. Er verfügt über einen kleinen Freundeskreis, der überwiegend aus Gamer:innen besteht. Er leidet außerdem unter Depressionen, weshalb er zuvor auch schon therapeutisch behandelt wurde. Das Gaming blieb bisher unbehandelt. Im Selbstkonzept war verankert: Ich muss alles perfekt machen, sonst werde ich andere enttäuschen.

Die Beziehungserfahrungen von Gamer:innen sind häufig sehr negativ. Wie weiter oben bereits beschrieben, beginnt dies mit den frühkindlichen Beziehungserfahrungen, die oft durch emotionale Vernachlässigung geprägt sind und setzt sich dann durch Ausgrenzungs- und Mobbingerfahrungen in der Schule fort. Das Zitat eines meiner Klienten, der einen kleinen Verlauf über seine Beziehungserfahrungen geschrieben hatte, beschreibt die daraus resultierende Beziehungserwartung anschaulich:

BEISPIEL

„Warum ich in den Jahren verinnerlicht habe, dass Beziehungen nerven und mehr schaden als nutzen. Ein kleiner Einblick in meine Welt der nervenden Menschen, voller Ausnutzung, Wut, Mobbing und Verarschung".

Aus den Beziehungserfahrungen resultieren folgende Überzeugungen:

- Menschen sind blöd
- Menschen sind einfach zu fehlerhaft
- Beziehungen sind anstrengend
- Menschen nerven und schaden mir
- Menschen kotzen mich an

Beziehungserwartungen

Die Beziehungserwartungen sind von der Angst geprägt, enttäuscht und verletzt zu werden. Wenn Beziehungen eingegangen werden, müssen die Beziehungspartner:innen 100% loyal sein.

Diese Beziehungserwartungen decken sich in hohem Maße mit denen von depressiven Patient:innen (Finke 2004), haben aber auch eine hohe Überschneidung mit Persönlichkeitsstörungen, insbesondere der selbstunsicheren/ängstlich-vermeidenden und der dependenten Persönlichkeitsstörung (Sachse 2019).

Beziehungsstörungen

Aus dem vorherigen Abschnitt folgt, dass Gamer:innen oft deutliche Beziehungsstörungen aufweisen. Hierzu tragen nicht nur die negativen Beziehungserfahrungen, sondern auch die negativen Annahmen über sich selbst bei, wie beispielsweise sozial inkompetent zu sein, die Erwartungen anderer nicht erfüllen zu können, soziale Situationen und Anforderungen nicht richtig einschätzen zu können, für andere unattraktiv und uninteressant zu sein, sich nur blamieren oder negativ auffallen zu können, nicht ausreichend weiblich/männlich und für andere uninteressant zu sein. Andere Annahmen sind: keine Probleme machen zu dürfen, weil sonst die Beziehung gefährdet ist und selbst nicht wichtig zu sein, so wie Sachse (2019) dies auch für die selbstunsichere und dependente Persönlichkeitsstörung beschrieben hat.

Dies führt dazu, eigene Wünsche und Bedürfnisse hintenanzustellen und Konflikten sowie Auseinandersetzungen in jedem Fall aus dem Weg zu gehen. In Beziehungen verhalten sich Gamer:innen häufig äußerst solidarisch, da sie sich selbst *absolute Sicherheit* wünschen.

Funktionalität des Gamings

Wie schon beschrieben, erleben sich Gamer:innen in der Realität als gescheitert, überfordert, unbeholfen, verzweifelt, schwach, unfähig, kraftlos, uninteressant, unattraktiv und isoliert, während sie sich im Spiel als erfolgreich, kommunikativ, kreativ, beliebt, clever, ausdauernd, vital und zufrieden empfinden. Das Gaming hat somit folgende Funktionalität:

- ungefährliche Beziehungsgestaltung
- das Ich wird ideal erlebt, steht im Mittelpunkt, verfügt über Anerkennung, Kontrolle, Macht, Erfolg, Attraktivität
- Gemeinschaftserleben (Teilhabe/Zugehörigkeit)
- Gefühlserleben: Freude, Glück, Stolz, Schaffensrausch, Wärme und Geborgenheit
- bietet konsequenzarme Abfuhr aggressiver Regungen
- bietet einen (weitgehend) sicheren Ort

4.5 Personzentrierte Behandlung des Gamens, Surfens und Streamens

Motivations- und Stabilisierungsphase

Die Ausgangslage der Behandlung ist bei Gamer:innen eine besonders schwierige. Dazu trägt das frühe Einstiegsalter, die daraus entstandenen Entwicklungsdefizite und der frühe Rückzug aus (realen) sozialen Beziehungen bei. Damit geht in der Folge oftmals ein fehlendes oder nur rudimentär vorhandenes soziales Umfeld sowie eine fehlende oder gescheiterte Ausbildung einher. Die Betroffenen sind häufig arbeitslos oder Studierende, sodass es an Tagesstruktur fehlt. Sie haben oft keinerlei andere Freizeitinteressen und greifen auch selten auf solche Erfahrungen zurück. Das daraus resultierende Immersionserleben und die Identitätsdiffusion lassen deshalb die Vorstellung, ganz auf das Gamen zu verzichten (im Sinne des Abstinenzprinzips), nicht zu.

In dieser Phase ist eine bedingungsfreie Akzeptanz von entscheidender Bedeutung. Die Patient:innen hören i. d. R. von ihrem Umfeld häufig Aussagen wie „das ist doch nicht real" oder „das sind doch keine realen Freunde". Die Wertschätzung des Erlebens im Spiel (siehe: Funktionalität des Spiels) ermöglicht es den Patient:innen sich zu öffnen und trägt entscheidend dazu bei, Vertrauen in die therapeutische Beziehung zu entwickeln.

BEISPIEL

Beispielhafte Interventionen hierzu sind:

Im Spiel sind Sie erfolgreich und bekommen Anerkennung.
Mit anderen Quests zu lösen, erfordert auch gutes Team-Play.
Das Gamen macht einfach so viel Spaß, ganz anders als die Schule.
Im Spiel fühlen Sie sich lebendig und in Gemeinschaft mit anderen.
Im Spiel können Sie voll und ganz abschalten und die Realität vergessen.
Das Spiel ist unendlich viel schöner als die Realität.

Das Ampelmodell

Patient:innen, die von sich aus die Erfahrung gemacht haben, dass ein kontrollierter Umgang mit dem Gamen nicht mehr möglich ist, setzen das Gaming (z. B. Online-Rollenspiele und Taktik-Shooter) auf rot, was einer Abstinenz von diesen Spielen gleichkommen würde. Auf Gelb könnten Spiele auf dem Handy stehen, die u. U. triggern. Grün wäre die Nutzung von Streaming-Diensten, sofern dieses Verhalten im Vorfeld nicht ebenfalls problematisch gewesen ist oder auch andere Anwendungen wie z. B. Online-Banking oder Online-Shopping.

Patient:innen, die – wie das häufig der Fall ist – sich nicht vorstellen können, auf das Gamen vollständig zu verzichten, können ihre Ampel z. B. wie folgt definieren:

Rot:

- Spielen nach 23:00 Uhr, damit ich gut in die Tiefschlafphase komme;
- Gamen, um negativen Gefühlen auszuweichen;
- alleine weiterspielen, nachdem ein *Raid* („Raubzug“ einer Gruppe von ca. 10–40 Spielern; die Gelegenheiten werden häufig vom Server selbst gegeben, z.B. als Teil eines Quests, d.h. einer Aufgabe) wenig gut verlaufen ist;
- Gaming, bevor Verpflichtungen z.B. für das Studium erledigt sind;
- länger als 3 Stunden spielen.

Gelb:

- Twitch (das Schauen von Gaming-Videos / Strategien);
- Neuerscheinungen verfolgen;
- Verbesserung der Rechnerleistung, Grafikkarte etc.;
- bis 3 Stunden spielen.

Grün:

- spielen, wenn andere Verpflichtungen erledigt sind;
- spielen mit Freund:innen;
- spielen bis max. 3 Stunden.

Es empfiehlt sich, das allgemeine Mediennutzungsverhalten miteinzubeziehen und zu beobachten. Orientierung über „normale“ Mediennutzungszeiten und das Gaming bieten die ARD / ZDF-Onlinestudie, Studien von Bitkom e. V. (Branchenverband der deutschen Informations- und Telekommunikationsbranche), der DAK-Gesundheit sowie die JIM-Studie.

Stärkung des Veränderungswunsches

Vor allem Patient:innen mit starkem Immersionserleben und starker Identitätsdiffusion sowie fehlendem Freundeskreis und wenig Tagesstruktur werden sich zu Beginn sehr schwertun, ein reduziertes Nutzungsverhalten zu definieren. Es wurde schon in Kapitel 2 darauf hingewiesen, wie wichtig es ist, dies nicht als mangelnde Motivation zu verstehen. Unter dem Aspekt der Wertschätzung und der Verantwortungsübernahme sollen hier keine Behandlungsziele von außen vorgegeben werden.

BEISPIEL

P: Ich würde gerne mein Studium schaffen.
Th: Was glauben Sie, wie müsste sich Ihr Spielverhalten ändern, damit das gelingt?
P: Ich müsste schon deutlich weniger spielen (P spielt zwischen 60 und 80 Stunden pro Woche; Anm. des Verfassers).
Th: Und wie viel Stunden pro Tag wären das?
P: Ich denke so fünf, am Wochenende vielleicht auch mal mehr.
Th: Das würde bedeuten, dass Sie mindestens 35 Stunden pro Woche spielen würden, vielleicht auch mehr.
P: Das wäre schon ein deutlicher Fortschritt zu jetzt.
Th: Die Vorstellung „nur" noch 5 Stunden pro Tag zu spielen, fühlt sich als deutlicher Fortschritt an.
P: Unbedingt, wenn ich bedenke vorher 8–12 Stunden gespielt zu haben.
Th: Ich kann mir gut vorstellen, dass sich das für Sie wie eine deutliche Reduktion anfühlt, auch wenn ich Bedenken habe, weil Studien belegen, dass Menschen, die sich selbst als PC- oder internetsüchtig bezeichnen, angeben 35 Stunden und mehr pro Woche im Internet zu sein. Gibt es außer dem Zeitfaktor noch etwas anderes, was in Ihrem Ampelmodell Berücksichtigung finden sollte?
P: Ja ich denke, ich sollte ein Limit setzen, wie lange ich spiele, damit ich morgens fit bin.

Der Therapeut teilt zwar seine Bedenken mit, verzichtet aber auf eine weitere Auseinandersetzung um die Spieldauer und legt den Fokus stattdessen auf die anderen Aspekte, die im Ampelmodell Berücksichtigung finden sollten. Dabei bleibt die Verantwortung beim Patienten.

Im Verlauf der Behandlung wird das Ampelmodell immer wieder überprüft und entsprechend korrigiert. Im o.g. Beispiel erkannte der Patient selbst, dass die Spieldauer zu hoch angesetzt war und reduzierte diese auf 28 Stunden pro Woche.

Bearbeitung der Prokrastination sowie der dahinterliegenden Ängste

Da die Patient:innen ein hohes Maß an Prokrastination zeigen, ist es wichtig, auch die anderen vereinbarten Ziele im Blick zu behalten, da die Patient:innen dies (aus Scham) häufig nicht selbst ansprechen.

Herr T ist im Studium gescheitert. Er hat nach seinem Empfinden viele Jahre durch das Spielen verschwendet und steht nun mit 28 Jahren immer noch ohne Ausbildung da. Er überlegt, sich nun auf eine Lehrstelle zu bewerben, zeigt diesbezüglich aber ein prokrastinierendes Verhalten. In den Gesprächen vermeidet er es, über den Stand der Bewerbungen zu sprechen.

BEISPIEL

Th: Sie haben schon länger nicht mehr angesprochen, ob Sie mit den Bewerbungen vorangekommen sind.
P: Ich habe überlegt, erst einmal Fotos machen zu lassen, ohne kann ich ja eh keine Bewerbung abschicken.
Th: Sie meinen, vorher lohnt es sich nicht, eine Bewerbung zu schreiben?
P: Ehrlich gesagt weiß ich auch gar nicht, wo ich da anfangen soll, habe ja ewig keine mehr schreiben müssen.
Th: Sie fühlen sich da auch unsicher.
P: Bei den Lücken im Lebenslauf.
Th: Sie schämen sich für die verlorene Zeit, die Sie im Lebenslauf nicht füllen können.
P: Ja und ich will mich auch nicht verbiegen.
Th: Sie wollen sich nicht verbiegen, sich aber auch nicht zeigen.
P: Ich glaube nicht, dass ich so genommen werde.
Th: Das ist für Sie unvorstellbar, mit einer solchen Lücke im Lebenslauf eine Chance zu haben und Sie befürchten abgelehnt zu werden.
P: Das ist meine größte Sorge, dass ich am Ende mit leeren Händen dastehe.
Th: Aus dieser Sorge heraus bewerben Sie sich lieber erst gar nicht.
P: (Schaut nachdenklich und deprimiert). Ja genau.

Die Sorge, abgelehnt zu werden, lähmt viele Patienten. Hinzu kommt, dass in ihrem Selbstideal häufig verankert ist, dass mehr aus ihnen hätte werden müssen. So wie in folgendem Beispiel.

Herr B ist ebenfalls aufgrund des Gamings mit seinem Hochschulstudium gescheitert, was ihn in eine suizidale Krise gebracht hat, die eine tagesklinische Behandlung notwendig machte. Im Anschluss nimmt er die Behandlung bei uns auf und ist voller Tatendrang, wird allerdings durch die Pandemie ausgebremst. In den Überlegungen, welche Fähigkeiten er hat, kommt er zu dem Schluss, z. B. gut zuhören und sich gut in andere hineinversetzen zu können. Er entscheidet sich für ein Ehrenamt im sozialen Bereich.

BEISPIEL

P: Das Ehrenamt macht mir viel Freude. Ich kann anderen helfen und meine Fähigkeit des *Zuhören-Könnens* einsetzen. Aber dennoch habe ich Zweifel, ob ich im sozialen Bereich gut aufgehoben bin.
Th: Sie zweifeln, obwohl Sie Ihre praktischen Erfahrungen durchaus positiv beschreiben.
P: Aber in meiner Bewertung ist das nicht so viel wert. Aus mir hätte mehr werden können und ich hätte das BWL-Studium schaffen müssen.
Th: Dass Sie das Studium nicht geschafft haben, das passt nicht in Ihr Selbstbild und jemand zu sein, der im sozialen Bereich tätig ist, nicht in Ihr Selbstideal.
P: Ich weiß, das ist eine Bewertung, aber ja, soziale Arbeit ist nicht gleichwertig.

Ein weiterer Aspekt in der Arbeit mit Gamer:innen besteht in deren Angst vor Kritik und Ablehnung, woraus die Anpassung, aber auch die mangelnde Verantwortungsübernahme sowie der soziale Rückzug und die Stagnation resultieren.

So wie bei Herrn T, der arbeitslos ist und über keine Ausbildung verfügt. Nach langem Ringen mit sich selbst absolviert Herr T trotz großer Versagensängste ein Praktikum. Die ihm übertragenen Aufgaben erfüllt er (dem Selbstkonzept folgend, Dinge 120-prozentig erfüllen zu müssen, um keine Kritik/Ablehnung zu bekommen) akribisch, kann diese z. T. auch nicht zu Ende bringen, weil er sich in der Aufgabenstellung verzettelt. Andere Aufgaben sind mit starken Überforderungsgefühlen verknüpft. Diese äußert er nicht, aus Angst dann „blöd" dazustehen. Aufkommende Wut und Ärger bleiben bei ihm bzw. tauchen höchstens in den therapeutischen Gesprächen auf.

BEISPIEL

P: In dem Laden läuft einiges schief. Die können sich doch auch denken, dass ich dafür nicht ausgebildet bin. Am liebsten würde ich hinschmeißen.
Th: Sie ärgern sich richtig, weil Sie das Gefühl haben, dass Ihnen da Aufgaben zugemutet werden, die Sie ja nur überfordern können.
P: Und ich kriege nachher die Schelte.
Th: Diese Ungerechtigkeit, die macht Sie auch wütend.
P: Ich denke, das ist auch berechtigt!

Th: Das müssen Sie gerade auch mir gegenüber nochmal betonen, dass Sie da im Recht sind.
P: Ich denke, dass Sie das vermutlich anders sehen.
Th: Sie haben Recht, denn im Laufe unserer Gespräche habe ich verstanden, dass Sie Aufgaben, bei denen Sie durchaus Überforderungsgefühle und Versagensängste spüren, trotzdem annehmen, statt dies anzusprechen oder sich Hilfe zu holen.
P: Ja, ich habe Sorge, was die dann von mir denken.
Th: Wie Sie es auch machen. Am Ende stehen Sie blöd da, wofür Sie aktuell Ihren Praxisanleiter verantwortlich machen.
P: Ich verstehe schon, dass ich da auch eine eigene Verantwortung habe.

In dieser Sequenz werden zunächst die Emotionen, also das Gefühl überfordert zu sein, die Angst dafür „Schelte" zu bekommen, das Gefühl von den Praxisanleiter:innen nicht genug unterstützt und in die Überforderung gebracht worden zu sein, und die Wut auf diese fokussiert, da diese Gefühle außerhalb der Therapie nicht nach außen gebracht werden. Der Patient hat in die therapeutische Beziehung ausreichendes Vertrauen und eine Idee davon, dass der Therapeut eine andere Sicht auf die Dinge haben könnte, was er auch formuliert, wodurch er am Ende seine eigenen Anteile an der Situation sehen und annehmen kann, was für die Zukunft einen anderen Umgang z. B. mit Überforderungssituationen ermöglicht.

Interesse an Beziehungen wecken

Aufgrund der beschriebenen Beziehungsstörungen kommt dem Aspekt, überhaupt wieder Interesse an Menschen und an Beziehungen zu haben, eine ganz zentrale Bedeutung zu (Kap. 4.4). Wesentliche Voraussetzung hierzu ist, dass Patient:innen die therapeutische Beziehung von Beginn an als verlässlich, wertschätzend und von Interesse geprägt erleben. Gamer:innen reagieren in besonderem Maß, auch noch im späteren Therapieverlauf, sensibel darauf, wie verlässlich und wertschätzend der:die Therapeut:in sich verhält.

Ist das Interesse erreicht, kann (so wie bei Menschen, die weniger negative Beziehungserfahrungen und deshalb weniger ablehnende Beziehungserwartungen haben) die Bearbeitung der Beziehungsfähigkeit erfolgen.

BEISPIEL

P: In drei Wochen bin ich zum Geburtstag meiner besten Freundin eingeladen. Schon jetzt mache ich mir ständig Gedanken darüber, was ich anziehen soll. Am Ende denke ich immer, dass ich es falsch machen und sie enttäuschen werde.
Th: Die Vorstellung, es in jedem Fall falsch zu machen und die Freundin zu enttäuschen, besorgt Sie sehr.
P: Sie hätte es verdient, dass ich komme, aber ich überlege schon, nicht hinzufahren.
Th: Lieber würden Sie der Situation aus dem Weg gehen, als die Freundin zu enttäuschen.
P: Es wäre mir peinlich, wenn ich unpassend gekleidet wäre.
Th: Es würde Sie auch beschämen, wenn Ihre Befürchtung eintreten sollte.
P: Ich gehe fest davon aus, obwohl es mir eigentlich egal sein sollte, was die anderen denken.
Th: Es wäre schön, wenn Ihnen das egal sein könnte, aber in Ihrem Selbstbild ist immer wieder die Vorstellung, andere zu enttäuschen und dafür auch abgelehnt zu werden und deshalb überlegen Sie, gar nicht erst hinzufahren.
P: Ja, ich habe panische Angst davor, aber ich habe auch den Anspruch an mich, als Freund da zu sein.
Th: Und diesen Anspruch, den würden Sie auch gern erfüllen.
P: Eigentlich schon.
Th: Das spüren Sie jetzt ganz deutlich, wie wichtig Ihnen das ist, als Freund für die beste Freundin da zu sein und mitzufeiern.

Der Patient, der erfreulicherweise auch über positive Beziehungserfahrungen verfügt – was nicht immer der Fall ist – steckt voller Angst, die verbliebenen Beziehungen zu enttäuschen und dafür abgelehnt zu werden. Er spürt aber auch den Anspruch an sich selbst, als Freund da zu sein und mitzufeiern. Die Bearbeitung dieser Befürchtungen und Sorgen hat es dem Patienten am Ende ermöglicht, seine Angst zugunsten seines Anspruches an sich selbst und auch der gespürten Verbundenheit mit der Freundin zu überwinden und hinzufahren.

Verbesserung der Beziehungsfähigkeit

BEISPIEL

P: Ich komme jetzt schon so lange zu Ihnen, aber immer, wenn ich im Wartebereich sitze und Sie auch nur eine Minute über der Zeit sind, denke ich, dass Sie mich vergessen haben.

Th: Auch wenn Sie schon lange bei mir sind, so fragen Sie sich immer wieder, wie verlässlich ich wirklich bin.

P: Ich weiß, dass das totaler Quatsch ist.

Th: Dass ich verlässlich bin, ist für Sie absolut wichtig und dazu gehört auch, dass ich pünktlich bin.

P: Ich denke dann sofort, dass ich wohl nicht wichtig genug bin.

Th: Und wenn Sie das denken, welches Gefühl löst das in Ihnen aus?

P: Es macht mich wütend, obwohl ich weiß, dass das total unnötig ist.

Th: Und so habe ich Sie heute wütend gemacht, weil ich nicht ganz pünktlich gewesen bin.

P: Es ist mir irgendwie peinlich, das so zu sagen.

Th: Ich finde das absolut nachvollziehbar, wenn ich mir in Erinnerung rufe, wie viele negative Erfahrungen Sie mit Menschen gemacht haben. Da sind Sie sensibel und auf der Hut vor neuen Enttäuschungen. Und das gilt auch für mich. Ich finde es aber auch mutig, dass Sie sich getraut haben, mir gegenüber Ihre Wut offen zu machen.

P: Das traue ich mich normalerweise nicht, aus Sorge ich könnte der Beziehung schaden.

Gamer:innen sind sehr „wertesensibel“ und in diesem Beispiel zeigt sich, wie die Verletzlichkeit, auch in einem fortgeschrittenen Stadium der Behandlung, immer noch auftreten kann. Durch die wertschätzende und interessierte Begleitung gelingt es dem Patienten, seine Wut anzusprechen, von der er weiß, dass diese dem Therapeuten gegenüber eigentlich unberechtigt ist. Die korrigierenden Erfahrungen, die in unserer Einrichtung nicht nur durch die Einzelgespräche, sondern auch durch die Gruppentherapie möglich sind (Kap. 7), können dann in einem weiteren Schritt auch auf andere Beziehungen übertragen werden. An dieser Stelle setzt der nachfolgende Punkt an.

Bearbeitung bisher nicht symbolisierter Gefühle

BEISPIEL

P: Heute hatte ich wieder Stress mit meiner Partnerin, weil ich unsere Verabredung verschlafen habe. Und das ist ja auch nicht das erste Mal.
Th: Es kommt häufiger vor, dass Sie die Verabredung mit Ihrer Partnerin verschlafen und es klingt so, als hätten Sie da auch Verständnis für sie.
P: Ich habe mir schon drei Wecker gestellt, aber ich höre alle nicht.
Th: Die Verabredung ist Ihnen absolut wichtig.
P: Eigentlich schon.
Th: Eigentlich schon, aber da ist auch noch etwas anderes in Ihnen?
P: Nun, als wir uns verabredet haben und meine Freundin den Vorschlag des Pen and Paper Spiels gemacht hat, da habe ich auch gleich die Angst gespürt, ihr da nicht genügen zu können.
Th: Es war Ihnen richtig unwohl bei dem Gedanken.
P: Ja, aber ich wollte sie auch nicht enttäuschen.
Th: In dem Moment hat es sich so angefühlt, zusagen zu müssen.
P: Ja, ich wollte auch keinen Konflikt riskieren, weil ich mich da oft als unterlegen empfinde, was mich auch wütend macht.
Th: Es gibt auch einen Teil in Ihnen, der wütend auf die Partnerin ist, der das aber aus Angst, die Beziehung verlieren zu können, nicht ausspricht.
P: Das würde ich mich niemals trauen.
Th: Da ist es dann einfacher, zu verschlafen, als in die Auseinandersetzung zu gehen.
P: So habe ich das bisher nicht gesehen.
Th: Aber es fühlt sich so an, als wenn es durchaus so sein könnte?
P: Ja, ich glaube schon.

Die Wut und das Gefühl der Unterlegenheit wurden bisher nicht ausreichend symbolisiert. Stattdessen weicht der Patient der Auseinandersetzung aus, indem er verschläft. Er spürt im weiteren Verlauf die beschriebenen Gefühle immer deutlicher und auch die Angst, die Partnerin zu verlieren, wenn er in eine Auseinandersetzung geht.

Hier ist es wichtig, Patient:innen darin zu unterstützen, dass ihre Gefühle, Wünsche und Bedürfnisse in einer Beziehung auch Raum haben dürfen. Aufgrund ihrer spezifischen Beziehungserfahrungen kennen sie häufig nur Zurückweisungen und Beziehungsverlust sowie das Gefühl, nicht zu genügen, es dem Gegenüber nie Recht machen zu können.

Aufbau von Alternativen

Aufgrund des extremen sozialen Rückzugs sowie den negativen Beziehungserwartungen stellt der Aufbau von freundschaftlichen Beziehungen, Hobbys und Freizeitaktivitäten eine besondere Herausforderung dar. So wie bei Herrn M, der sich nur für lebensnotwendige Besorgungen aus dem Haus bewegt.

BEISPIEL

Th: Immer wieder berichten Sie, wie Ihnen zu Hause die Decke auf den Kopf fällt, und ich frage mich, welche Alternativen Sie bisher gesucht haben.
P: Ich kann mir da einfach nichts vorstellen.
Th: Ihnen will da einfach nichts einfallen.
P: Ja, irgendwie erscheint es mir sinnlos.
Th: Da ist es dann doch besser, vorm Bildschirm zu bleiben.
P: Auch nicht wirklich, aber ja.
Th: Ich frage mich, wie Sie das Ziel, die Bildschirmzeit zu reduzieren, erreichen können, wenn Sie nichts anderes ausprobieren, auch wenn Ihnen das zunächst sinnlos erscheint.
P: Also ehrlich. Ich weiß nicht, was mir das bringen soll, spazieren zu gehen.
Th: Spazieren gehen wäre eine Idee, und dabei die Aufmerksamkeit auf schöne Dinge zu lenken, die Ihnen begegnen. Aber ich verstehe auch, dass Sie das so lange nicht mehr gemacht haben, dass nun gar kein Gefühl dafür da ist, wie es sein könnte.
P: Ja genau, ich kann kein Gefühl dazu empfinden.
Th: Was meinen Sie, wäre es einen Versuch wert, es auszuprobieren und zu sehen, was Sie dabei fühlen und empfinden?
P: Wenn Sie meinen, dass das hilft.
Th: Das klingt so, als wenn Sie sich gerne bei mir rückversichern würden, dass das, wenn Sie die Mühe auf sich nehmen, auch sicher hilft.
P: Ich habe nur das Gefühl, es eher für Sie zu machen als für mich.
Th: Sie wollen mich da nicht enttäuschen und zeigen, dass Sie mitarbeiten.
P: Ja, so ungefähr.
Th: Sie rechnen damit, dass Sie auch mich enttäuschen und ich Sie dann fallen lassen könnte.
P: Ich muss ja zeigen, dass ich mitmache, sonst bringt das ja nichts.
Th: Sie müssen mitmachen, weil Sie sonst befürchten, dass die Behandlung hier beendet wird.

P: Ja.
Th: Und das wollen Sie nicht.
P: Nein. Alleine komme ich nicht zurecht und ich will auch nicht da landen, wo ich schon einmal war.
Th: Sie meinen, Sie möchten nicht nochmal so verzweifelt sein, dass Sie sich das Leben nehmen möchten.
P: (hat Tränen in den Augen) Ja.
Th: In diesem Moment spüren Sie die Verzweiflung ganz genau.
P:(weint) und nach einer Pause: Und darum muss ich was verändern.

Dies ist ein gutes Beispiel dafür, wie schwer der Aufbau von Alternativen sein kann, was mit dem frühen Einstiegsalter und den fehlenden Ressourcen zusammenhängt. Das Beispiel zeigt auch, wie der Patient am Ende erkennt, dass er die Veränderung nicht für den Therapeuten, sondern für sich selbst machen muss.

Im Vergleich zum immer verfügbaren, attraktiven Spielen, indem man nur Zeit investieren muss, um erfolgreich zu sein, erscheint die Realität oft öde. Ein Spieler formulierte dies, nachdem er an einer Gruppenaktivität (Geo-Cashing) teilgenommen hatte, so: „Gute Grafik, aber Scheiß Performance".

Zusammenfassung

Ein personzentriertes Vorgehen führt zur Verbesserung der Selbstwahrnehmung und somit zur Verbesserung der Selbstempathie und -akzeptanz. Durch Fokussierung auf bisher nicht symbolisierte Gefühle wie Autonomie, Wut etc. kommt es zur verbesserten Selbstkongruenz. Hierzu gehört auch, die Identitätsdiffusion ab- und eine eigene Identität aufzubauen. Das Erleben einer sicheren und tragfähigen Beziehung hilft sowohl dabei, wieder Interesse an Beziehungen zu finden und die Beziehungsfähigkeit zu verbessern, als auch beim Aufbau von Alternativen. Hierdurch wird das Immersionserleben abgebaut und die positive Wahrnehmung der Realität möglich.

Damit dies geschehen kann, ist es zwingend erforderlich, dass der Therapeuten/die Therapeutin sich selbst einbringt, da solche Erfahrungen nicht ausreichend vorhanden sind.

4.6 Fallvignette Herr C

Herr C, zu Beratungsbeginn 32 Jahre alt, kommt aufgrund seines exzessiven Gamings und Serienschauens in die Beratung. Parallel liegen Depressionen und eine soziale Phobie vor. Im Alter von 22 Jahren hatte Herr C ein Burn-out und ist seitdem nahezu durchgehend in Behandlung. Herr C spielt seit dem 10. Lebensjahr Videospiele aller Art, u. a. auch Online-Taktik-Shooter. Bei Behandlungsbeginn spielt Herr C Single-Player-Spiele und schaut Serien. Herr C hat keine partnerschaftliche Beziehung, lebt allein und verfügt über keinerlei soziale Kontakte. Herr C übt einen Minijob aus, der ihn aber auch belastet. Er benennt als Ziele: Wieder Freude am Leben außerhalb der virtuellen Welt finden und sich wieder auf Menschen einlassen, diesen vertrauen können.

Biografischer Hintergrund

Herr C wächst in einem sehr wertenden und heuchlerischen Elternhaus auf. Der Vater – so Herr C – sei verbal und körperlich aggressiv und verletzend gewesen. Früh passt sich Herr C an, kuscht, traut sich nichts zu und versucht die Erwartungen des Vaters zu erfüllen. Herr C hat jedoch ständig das Gefühl, etwas falsch zu machen. Er beginnt schon vor dem 10. Lebensjahr mit PC-Spielen, macht dies zum Teil auch mit dem Vater. Um in der Familie zurechtzukommen, berichtet er, habe er Gehorsam und Anpassung gebraucht. In der Schule sei er eher ein Außenseiter gewesen, da er nicht geraucht, getrunken und auch keine Partys gemocht habe. Schon damals habe er lieber Computerspiele gespielt.

Im Elternhaus habe es viel Streit gegeben, sodass die Mutter ausziehen wollte. Damals habe er noch Sport gemacht und sei fröhlich gewesen. Den „Ernst des Lebens“ habe er dann in der Lehre erfahren.

Die ersten Beziehungserfahrungen mit Frauen verlaufen eher schmerzhaft, dann führt Herr C eine glückliche Fernbeziehung, die aber doch aufgrund der Distanz scheitert. Innerhalb seines damaligen (kleinen) Freundeskreises sei er durch ein Gruppenmitglied in Bezug auf sein Aussehen und sein Wesen beleidigt worden. Das sei ein Jahr so gegangen, dann habe er den Freundeskreis verlassen. Die Kränkung sitze bis heute in ihm.

Er habe diverse Anstellungen in seinem Beruf ausgeübt, aber überall das Gefühl gehabt, ausgenutzt zu werden. Zuletzt habe er eine leitende Position gehabt und sei dabei gescheitert. Aufgrund eines Burn-outs habe er sich in Behandlung begeben und sei im Anschluss nicht mehr in seinen Beruf zurückgekehrt.

Seitdem gehe er nur noch Teilzeittätigkeiten nach, was ihm auch reiche. Selbst in diesen erlebe er eine immense Anspannung und sei stets darauf bedacht, keine Fehler zu machen.

Suchtanamnese

Herr C beginnt im Alter von 10 Jahren mit PC-Spielen. Das Spielen steigert sich durch Mobbingerfahrungen in der Schule und nochmals als er in der Lehre und später im Beruf ist. Zu diesem Zeitpunkt wird es exzessiv und am Ende spielt Herr C acht bis zwölf Stunden pro Tag, am Wochenende zum Teil mehr.

Inkongruenzkonstellation

Herr C wächst in einer gestörten Eltern-Kind-Beziehung auf, in der der gewalttätige Vater die Familie dominiert. Die Mutter kann den Sohn nicht schützen. Angst, etwas falsch zu machen und die Gewalt des Vaters zu spüren zu bekommen, ist das vorherrschende Gefühl mit dem Herr C aufwächst. Diesem begegnet er mit Anpassung und versucht es dem Vater recht zu machen, also keine Fehler zu begehen.

Selbstkonzept

Im Selbstkonzept ist verankert „Ich muss die Erwartungen anderer und an mich selbst 120-prozentig erfüllen, um nicht abgewertet, abgelehnt oder verletzt zu werden." Eigene Wünsche und Bedürfnisse, z.B. nach mehr Freizeit und Erholung im Beruf oder nach Zärtlichkeit und Kontakt in Beziehungen, müssen abgewehrt werden. Lebensereignisse, die die Inkongruenz spürbar werden lassen, sind das Scheitern im Beruf, aber auch gescheiterte Beziehungen.

Sekundäre Inkongruenzen

Aufgrund des nahezu vollständigen sozialen Rückzugs und der Abwehr jeglicher Ansprüche, die von außen an den Patienten gestellt werden, können keine sekundären Inkongruenzen benannt werden.

Störungsspezifische Merkmale

- Extremer Drang zum Gamen und zum Serienschauen
- Gamen wird als äußerst befriedigend erlebt
- ambivalente Abstinenzmotivation
- Prokrastination
- Männlichkeitsdiffusion; fehlende positive männliche Identität
- sehr negatives Menschenbild
- eingeschränkte Leistungsmotivation (nach erlebtem Burn-out)
- eingeschränkte Beziehungsfähigkeit
- nahezu vollständige soziale Isolation
- Selbstwertzweifel und Kränkbarkeit
- Perfektionistische Selbstansprüche (erhöhtes Selbstideal)

Funktionalität

Die Flucht in die virtuelle Welt der Videospiele, in der er sich als erfolgreich, aber auch geschützt erlebt, überdeckt die Inkongruenz und somit auch den Wunsch nach sozialen Kontakten sowie einer stabilen und verlässlichen Beziehung. Beim Serienschauen erlebt Herr C zum einen eine Identifizierung mit den Helden der Serie, zum anderen lösen die Serien Gefühle in ihm aus, die er in der Realität nicht hat bzw. nicht zulässt, wie z.B. den Wunsch nach Liebe und Geborgenheit oder aber auch nach heldenhafter Stärke, die ihn in die Lage versetzt, seine Widersacher auszuschalten.

Ampelmodell

Herr C wollte sein Gamen und sein Serienschauen auf ein Maß reduzieren, das seinen Job nicht gefährdet. Auf Rot setzte er das Gamen und Serienschauen nach 23 Uhr. Er wollte nicht mehr als maximal vier Folgen (à 45min) hintereinander schauen. Das Gamen und Serienschauen sollte nicht dazu dienen, negativen Gefühlen oder Verpflichtungen aus dem Weg zu gehen. Gelb war, sich mit neuen Spielen oder neuer Technik zu befassen oder gezielt nach neuen Serien zu suchen. Grün war das Serienschauen im Rahmen der erwähnten maximal vier Folgen hintereinander sowie das Gamen und Serienschauen, wenn alle anderen Verpflichtungen erledigt waren.

Ausnahmen von dieser Regel gewährte er sich am Wochenende oder im Urlaub.

Behandlungsverlauf

Herr C der aufgrund seiner negativen Beziehungserfahrungen ein äußerst negatives Menschenbild entwickelt hatte und bereits über nahezu zehnjährige Behandlungserfahrung verfügte, begegnete dem Therapeuten und der Behandlung gegenüber voller Skepsis. Er glaubte nicht daran, dass es sich lohnen würde, sich in dieser Welt, in der Menschen sich egoistisch und ausnutzend verhalten, überhaupt auf Kontakte einzulassen. Herr C war voller Angst, doch nur Ablehnung, Kritik und Ausnutzung ausgesetzt zu sein. Er konnte sich auch nicht vorstellen, wieder voll zu arbeiten und sich den ausbeuterischen Arbeitsbedingungen auszusetzen.

Herr C rechnete damit, dass ich – wie alle anderen Therapeut:innen und der Kostenträger – von ihm erwarten würde, dass er mehr arbeitet und in seinen ursprünglichen Beruf zurückkehrt, und dass er auf das „Liebste“ (Spielen und Serienschauen) komplett verzichtet.

BEISPIEL

P: Sie wollen ja auch nur, dass ich wieder in meinen Beruf gehe und voll arbeite. Und das erwartet die DRV (der Kostenträger; Anmerkung des Verfassers) ja schließlich auch. Aber das mache ich auf keinen Fall, mich wieder so ausbeuten zu lassen.

Th: Da gehen Sie fest von aus, dass ich dasselbe von Ihnen erwarte wie alle anderen auch.

P: Das war bisher immer so. Ich habe ja schon einige Therapien hinter mir.

Th: Und deshalb steht für Sie fest, dass ich dieselben Erwartungen habe und es ist Ihnen wichtig, klarzustellen, dass Sie diese Erwartung aufgrund Ihrer Vorerfahrungen nicht erfüllen können und, ich glaube auch gehört zu haben, nicht wollen.

P: Genau, diese Ausbeutung lasse ich nicht mehr zu.

Th: Da müssen Sie sich in jedem Fall davor schützen.

Im weiteren Verlauf berichtet Herr C von seinen Erfahrungen und Erlebnissen aus der Arbeitswelt. In dieser Phase erlebt er, wie der Therapeut die Entwicklung seiner Haltung gegenüber Menschen und gegenüber der Gesellschaft mit- und nachvollzieht, ohne dies zu bewerten. Herr C erlebt den Therapeuten als verlässlich und loyal und macht damit eine entscheidende und für ihn ungewohnte Beziehungserfahrung.

Parallel nimmt Herr C auch an der Gruppentherapie teil, was er sich zunächst überhaupt nicht vorstellen konnte. Hier zeigt er sich weit weniger offen als in den Einzelgesprächen. Das Klima in der Gruppe ist wohlwollend. Viele teilen die Erfahrung gemobbt und von Menschen verletzt worden zu sein. Die Rückmeldungen zu anderen Gruppenteilnehmenden sind dementsprechend gut bedacht und mit viel Vorsicht formuliert. Hier erlebt Herr C ebenfalls Verständnis und kann sich in anderen Gruppenteilnehmer:innen wiederfinden.

Herr C übt weiterhin seinen Job aus und es wird deutlich, wie sehr ihn sein Selbstideal und seine Angst vor Kritik und Abwertung belasten.

BEISPIEL

P: Heute war es ganz schlimm. Ich bin schon mit Schweißausbrüchen ins Auto gestiegen, weil ich Angst hatte, nicht pünktlich zu sein. Dann waren die Straßen voll und ich habe zunehmend Panik bekommen. Am Ende hatte ich einen Unfall mit einem teuren Auto.

Th: Diese Angst, einen Fehler zu machen und die Erwartungen nicht zu erfüllen, war omnipräsent.

P: Das hätte nicht passieren dürfen. Ich hab mich kaum getraut, meinem Chef den Unfall zu beichten.

Th: Obwohl Sie versucht haben, alles richtig zu machen, rechtzeitig loszufahren, um pünktlich zu sein, besonders auf den Verkehr zu achten, ist dieser Unfall aus Ihrer Sicht unverzeihlich. Das passt nicht zu Ihren Ansprüchen an sich selbst.

P: Das wird von mir erwartet, dass ich keine Fehler mache. Und wenn ich Fehler mache, dann hagelt es Kritik.

Th: Ich habe wahrgenommen, dass Sie wirklich gewissenhaft und verantwortungsvoll gehandelt haben und ich finde, dass Sie da sehr hart mit sich ins Gericht gehen.

P: (überlegt) Mein Chef war auch sehr verständnisvoll.

Th: Sie meinen, die erwartete Kritik ist ausgeblieben.

P: Ja, das ist nur in meinem Kopf.

Man könnte sagen, dass es bei diesen Patient:innen besonders wichtig ist, dass der:die Therapeut:in die Rolle als wohlwollender, fürsorglicher und fördernder Elternteil einnimmt, den es – so wie bei Herr C – häufig nicht gegeben hat.

Herr C machte eine positive Entwicklung, indem er gnädiger mit sich selbst wurde und somit eine erhöhte Selbstempathie und Selbstakzeptanz erreichte. Er versuchte Alternativen zu finden, wobei diese eher darin bestanden, dass er sie alleine ausüben konnte, wie z. B. puzzeln. Innerhalb der Gruppe ließ sich Herr C vorsichtig auf Kontakte ein, konnte diese aber oft nur als wenig befriedigend empfinden. Zu sehr hatte er sich in den vergangenen Jahren zurückgezogen und nicht mehr am gesellschaftlichen Leben teilgenommen. So schaute Herr C bewusst keine Nachrichten. Insbesondere unter Männern fühlte er sich sehr unwohl, weil er weder trank noch rauchte oder sonstige Drogen konsumierte und auch nicht sportbegeistert war. Im Verlauf der Behandlung konnte er seine männliche Identität dahingehend stärken, dass er nun nicht mehr ein traditionelles Männlichkeitsbild (Kap. 1.5) als einzig mögliches verstand.

Herr C lernte weiterhin, gut auf sich zu achten und eigene Grenzen sorgsam wahrzunehmen. Den Job gab Herr C in der Folge auf, da er ihn zu sehr belastete. Er entwickelte zunehmend die Haltung, dass er so mit seinem Leben zufrieden war und fühlte sich weniger als Opfer der gesellschaftlichen Umstände. Das Ziel, das Gamen und Serienschauen zu reduzieren, hatte er erreicht und auch Alternativen dazu gefunden. Sein Menschenbild hatte sich in gewissem Umfang verbessert und er war in der Lage, Auseinandersetzungen konstruktiver zu führen. Er konnte so die wenigen Beziehungen, die er pflegte, z. B. zur Mutter, besser gestalten und hatte insgesamt eine bessere Beziehungsfähigkeit erreicht.

5 Sexsucht

5.1 Beschreibung des Phänomens

Während Betroffene ihr Verhalten als Sex- oder Pornosucht bezeichnen, klassifiziert die ICD-10 dies bisher als hypersexuelles Verlangen (F52.7; Dilling et al. 1993). In der neuen ICD-11 wird erstmals die zwanghafte sexuelle Verhaltensstörung („Compulsive Sexual Behavior Disorder“, CSBD) aufgenommen und unter „Störungen der Impulskontrolle“ klassifiziert (Makert et al. 2022), wo zuvor auch die Glücksspielsucht (Gambling Disorder) und die Videospielsucht (Gaming Disorder) klassifiziert waren.

Das Verhalten ist typischerweise exzessiv, selbst- oder fremdschädigend, die Fantasien und Verhaltensweisen richten sich meistens auf „normale“ und nicht auf paraphile sexuelle Reize, wie z. B. bei der pädophilen, exhibitionistischen oder sexuell-sadistischen Störung. Es wird von Hill et al. (2023) darauf hingewiesen, dass es bei paraphilen Störungen eine hohe Überschneidung zur zwanghaften sexuellen Verhaltensstörung gibt und eine Komorbidität von bis zu 30 % besteht.

Exzessiver Pornokonsum verbunden mit Masturbation stellt mit 80 % bei den Männern die häufigste Ausprägung dar, die zweithäufigste sind mit 45 % häufig wechselnde Sexualpartner bzw. exzessives Dating-Verhalten (Stark/Wehrum-Osinsky 2016; Markert et al. 2022). Auch wenn die Datenlage noch dürftig ist, so geht es bei den weiblichen Betroffenen weniger um Masturbation als um selbstschädigende sexuelle Affären. Bei der Online-Nutzung scheinen Cybersex-Aktivitäten im Vordergrund zu stehen (Stark/Wehrum-Osinsky 2016).

Cybersex-Aktivitäten

Unter *Cybersex-Aktivitäten* werden unterschiedliche Handlungen verstanden, die online ausgeübt werden. Dazu gehört z. B. der Konsum von Pornografie, die Teilnahme an Sex-Chats, oder auch die Nutzung von Sex-Webcams.

Während pornografische Druckerzeugnisse früher unter dem Ladentisch gehandelt wurde und nur an Erwachsene verkauft werden durften, ist mit der Einführung des Internets ein leichter Zugang zu unendlich viel pornografischem

Material ermöglicht worden. Jugendschutzmaßnahmen fehlen, meist reicht die Bestätigung 18 Jahre oder älter zu sein. Ein Verifizieren der Daten findet nicht statt. Zudem ist das Angebot i.d.R. kostenfrei und die Nutzer:innen bleiben anonym. Dies führt zu einem (sehr) jungen Einstiegsalter (Höfer et al. 2023).

Problematischer Konsum von (Internet-)Pornografie sowie damit meist verbundene exzessive Masturbation stellen die häufigste Aktivität im Rahmen einer *Hypersexualität* bzw. einer *CSBD dar* (Tribolet-Hardy/Hill 2023).

Hauptsymptome

- zwanghaftes Masturbieren
- Konsum von Internetpornografie
- riskantes Sexualverhalten
- ein generell starkes autoerotisches Verhalten
- erhöhte Promiskuität, sowohl mit Prostituierten als auch anderen Partner:innen

Pornografie-Missbrauch berichten 80% der Sexsüchtigen. Dieser stellt den Hauptgrund zum Aufsuchen einer Behandlung dar (Tribolet-Hardy/Hill 2023).

BEISPIEL

Herr D, zu Beratungsbeginn Anfang 40, kommt gemeinsam mit seiner Partnerin. Sie leidet sehr unter seinem Pornokonsum und hat auch den Kontakt zur Beratungsstelle hergestellt. Die Sexualität zwischen beiden funktioniert kaum noch. Durch den Pornokonsum hat die Partnerin das Gefühl für ihn unattraktiv zu sein. Herr D berichtet, dass ihn der Pornokonsum schon seit seinem 11. Lebensjahr begleitet. Er konsumiert mehrmals täglich und masturbiert auch dabei, selbst an seinem Arbeitsplatz, den er hierdurch gefährdet.

Biografisch berichtet Herr D, dass sein Vater an den Folgen von Alkoholismus verstorben sei als er 10 Jahre alt war. Die Mutter sei dann mit ihm und seiner Schwester alleinerziehend gewesen. Bei Konflikten habe die Mutter derart heftig reagiert, dass er in der Folge immer wieder klein beigegeben habe. Auch in der aktuellen Beziehung fühle er sich als der Unterlegene, kann der Argumentation der Partnerin wenig entgegensetzen. Eigene Wünsche, auch in Bezug auf die Sexualität, äußert er nicht.

Herr D wirkt nach außen sehr kompetent und ist in leitender Stellung tätig.

Dieses Beispiel zeigt die Kernproblematik vieler Porno- oder sexsüchtiger Klienten: ein *Unterlegenheitsgefühl* der Partnerin gegenüber sowie die „Unfähigkeit“, eigene Wünsche und Bedürfnisse (nicht nur im Hinblick auf die Sexualität) zu äußern.

Hintergründe

Wie sich in dem Beispiel andeutet, wachsen viele der Betroffenen in dysfunktionalen Familienverhältnissen auf, worauf auch Roth (2010) und Gerlach (2018) hinweisen. Im Fall von Herrn D ist es zum einen der alkoholabhängige Vater, der zu früh stirbt und den Herr D schmerzlich vermisst hat. Die alleinerziehende Mutter lässt wenig Nähe zu, zu sehr sieht sie in ihm den Vater. Herr D lernt, sensibel für Spannungen zu werden und der Mutter keinen unnötigen Ärger zu bereiten. Er entwickelt das Gefühl, ständig zu kurz zu kommen, irgendwie nicht liebenswert zu sein. In der Folge entwickelt sich ein eher narzisstischer Persönlichkeitsstil.

Traumatisierung

Roth (2004) weist auf emotionale, körperliche und auch sexuelle Traumata bei Sexsüchtigen hin. Er bezieht sich dabei auf eine Studie von Carnes, der festgestellt hat, dass bei vier Fünftel der Proband:innen sexueller Missbrauch diagnostiziert wurde.

Auch andere Autoren weisen auf die frühen, eingeschränkten, mangelnden und/oder traumatischen Bindungserfahrungen bei Menschen mit einer CSBD hin (Gerlach 2018).

BEISPIEL

Herr O berichtet, dass der Vater ihn abgelehnt habe und die Mutter verrückt gewesen sei. Sie habe ihn für ihr Schicksal und die Trennung vom Ehemann verantwortlich gemacht und ihn angebrüllt. Er empfinde ihr gegenüber einen tiefen Hass. Die Eltern seien bildungsfern gewesen und er sei in einer schlechten Umgebung groß geworden. Neben der Gewalt in der Familie erlebte er diese auch auf der Straße. Er sei ständig kampfbereit gewesen. Früh kommt er mit Pornografie in Kontakt und erlebt sexuellen Missbrauch.

Auch Herr O wirkt nach außen wortgewandt und kompetent. In Bezug auf Frauen fühlt er sich aber äußerst unsicher und unattraktiv. Als Jugendlicher sei er stark übergewichtig gewesen.

Durch das Milieu, in dem er lebt, kommt er in Kontakt mit Drogen, konsumiert Kokain und trinkt. Unter Alkohol- und Drogeneinfluss gelingt es ihm, Frauen anzusprechen. Allerdings tauchen auch abwertende und vernichtende Seiten auf, für die er sich im Anschluss schämt und ablehnt.

Epidemiologie

Von Sexsucht sind überwiegend Männer betroffen. In unterschiedlichen Studien schwankt die Prävalenzrate bei den Männern zwischen 3 % und 10 %, bei den Frauen zwischen 1 % und 7 % (Markert et al. 2022). Die 12-Monats-Prävalenz in Deutschland liegt bei 1,6 % der Männer und 0,9 % der Frauen (Höfer et al. 2023). Die Prävalenz ist dabei abhängig von Alter, Geschlecht, sexueller Orientierung und der untersuchten Population.

Folgen der Sexsucht

- Vernachlässigung von Verpflichtungen
- gesundheitliche Folgen (Erektionsstörungen, Entzündungen im Genitalbereich, Geschlechtskrankheiten, Hepatitis, AIDS)
- Gleichgültigkeit gegenüber dem:der Partner:in
- Beziehungsprobleme
- masturbieren wird nicht als lustvoll, sondern als Zwang erlebt
- Schuld- und Schamgefühle mit hoher Suizidalität
- Selbsthass
- finanzielle Folgen
- Diskonnektion von Sexualität und Intimität (Versachlichung der Sexualität)

(Hill et al. 2023; Berner/Schmidt 2014)

Geschlechtsspezifische Unterschiede

Unter Epidemiologie wurde bereits auf die unterschiedlichen Ausprägungen bei Frauen und Männern hingewiesen. Die beschriebenen Verhaltensweisen sowie die Folgen lassen sich zwar grundsätzlich auf beide Geschlechter übertragen, aber Höfer et al. (2023) machen aufmerksam, dass es Hinweise darauf gibt, dass Frauen eine weniger starke Symptomatik aufweisen. Sie haben auch einen geringeren Suchtdruck in Bezug auf das Konsumverhalten, aber weisen eine höhere Belastung auf und gehen häufiger riskante Sexualkontakte ein. Hieraus resultiert auch, dass sie sich physisch bedrohter fühlen, z. B. durch gewalttätige Übergriffe oder ungewollte Schwangerschaft.

BEISPIEL

Frau K kommt wegen ihrer pathologischen PC-/Internetnutzung in die Behandlung. Sie berichtet, auch Pornos zu konsumieren und über Dating-APP's Sexualpartner zu suchen. Sie hat häufig wechselnde Sexualpartner und auch ungeschützten Sex. Beim Sex achtet sie wenig auf eigene Bedürfnisse, erfüllt die Wünsche ihrer Sexualpartner, was ihr viel Bestätigung gibt.

Diagnostische Kriterien

Kafka hat 2010 folgende **Diagnosekriterien für eine hypersexuelle Störung** vorgeschlagen:

A „Wiederkehrende und intensive sexuelle Fantasien, sexuelle Impulse oder sexuelles Verhalten über einen Zeitraum von mindestens sechs Monaten, wobei mindestens vier der folgenden fünf Kriterien erfüllt sind.

1. Der Zeitaufwand, der auf sexuelle Fantasien, Impulse, und Verhalten verwendet wird, wirkt sich wiederholt negativ auf wichtige andere (nicht sexuelle) Ziele, Aktivitäten und Verpflichtungen aus.
2. Wiederholte Beschäftigung mit sexuellen Fantasien, Impulsen und Verhalten als Reaktion auf dysphorische Gefühlszustände (z. B. Angst, Depression, Langeweile, Reizbarkeit).
3. Wiederholte Beschäftigung mit sexuellen Fantasien, Impulsen und Verhalten als Reaktion auf belastende Lebensereignisse.

4 Wiederholte, aber erfolglose Versuche, sexuelle Fantasien, Impulse und Verhalten zu kontrollieren oder deutlich zu reduzieren.
5 Wiederholte Beschäftigung mit sexuellem Verhalten unter Nichtbeachtung der Risiken psychischer und emotionaler Schädigung für sich und andere.

B Klinisch bedeutsamer Leidensdruck oder Beeinträchtigung in sozialen, beruflichen und anderen wichtigen Lebensbereichen im Zusammenhang mit der Häufigkeit und Intensität der sexuellen Fantasien, Impulse und Verhaltensweisen.
C Die sexuellen Fantasien, Impulse und Verhaltensweisen sind nicht direkt auf die physiologischen Wirkungen einer exogenen Substanz (z.B. Drogen oder Medikamente) zurückzuführen." (zit. n. Stark/Wehrum-Osinsky 2016, 14)

Kafka orientiert sich damit an Kriterien wie sie auch für andere Süchte beschrieben sind (vgl. ICD-11). Er ergänzt, dass die Person mindestens 18 Jahre alt sein muss und dass das Verhalten noch weiter spezifiziert werden sollte (Masturbation, Pornografie, sexuelles Verlangen mit einwilligenden Erwachsenen, Cybersex, Telefonsex, Stripclubs, Sonstiges) (Stark/Wehrum-Osinsky 2016). Die Weltgesundheitsorganisation (WHO) hat ähnliche Kriterien zur Diagnose einer CSBD benannt.

„Diagnostische Kriterien der CSBD bzw. zwanghaften sexuellen Verhaltensstörung nach ICD-11:

Das zwanghafte sexuelle Verhalten ist charakterisiert durch einen andauernden und wiederkehrenden sexuellen Drang oder sexuelle Impulse, die als unwiderstehlich und unkontrollierbar empfunden werden und die zu wiederholtem sexuellen Verhalten führen.

Daneben muss mindestens eines der folgenden Kriterien vorliegen:
- *Das sich wiederholende sexuelle Verhalten muss zu einem zentralen Inhalt im Leben der betroffenen Person werden, bis zu dem Punkt, dass die persönliche Gesundheit oder andere wichtige Aktivitäten vernachlässigt werden.*
- *Wiederholte Versuche, das sexuelle Verhalten zu kontrollieren oder zu reduzieren, sind gescheitert.*
- *Trotz negativer Konsequenzen (z.B. Abbruch wichtiger persönlicher Beziehungen, berufliche Konsequenzen, negative gesundheitliche Folgen) wird das sich wiederholende sexuelle Verhalten fortgeführt.*

Das Verhaltensmuster, bestehend aus wiederholt gescheiterten Versuchen, den andauernden und wiederkehrenden sexuellen Drang oder die sexuellen Impulse zu kontrollieren, zeigt sich über einen längeren Zeitraum (z.B. sechs Monate oder mehr).

Die wiederkehrenden sexuellen Impulse und Verhaltensweisen verursachen ausgeprägten Leidensdruck oder signifikante Einschränkungen in persönlichen, familiären, sozialen, beruflichen oder anderen bedeutenden Lebensbereichen. Leidensdruck, der allein aufgrund strikter Moralvorstellungen und daraus resultierender Ablehnung sexueller Impulse und Verhaltensweisen resultiert, reicht nicht, um diese Voraussetzung zu erfüllen."
(WHO 2022, zit. n.: Hill et al. 2023, 24f)

Als Folge kommt es zu schwerwiegenden psychischen (Schamgefühle mit hoher Suizidrate), gesundheitlichen (Geschlechtskrankheiten, Hepatitis, AIDS), sozialen (Ächtung und Selbsthass) und finanziellen Folgen (Roth 2010; Stark/Wehrum-Osinsky 2016, Hill et al. 2023).

Komorbidität

In den bisher vorliegenden Studien zu Komorbidität werden mit 39% bis zu 72% affektive Störungen sowie 33% bis 96% Angststörungen benannt. Auch ein erhöhtes Suizidrisiko (41,7%) wird angegeben. Parallel vorliegende (substanzgebundene) Abhängigkeiten liegen bei 40% der Betroffenen vor. Für Männer wird außerdem auf einen, wenngleich moderaten, Zusammenhang zur Aufmerksamkeits-/Hyperaktivitätsstörung (ADHS) hingewiesen. Auch die Borderline-Persönlichkeit liegt mit 5,9% über dem Niveau der gesunden Vergleichsgruppe, die diese Störung nur zu 0,3% aufweist (Markert et al. 2022; Höfer 2023). Andere Autoren berichten, das CSBD bei Frauen und Männern positiv mit Impulsivität, Sensation Seeking, ADHS-Symptomen, Zwängen, Kaufsucht, sexuellen Funktionsstörungen, Substanzmittelabhängigkeit, Borderline-Persönlichkeitsstörung, genereller Psychopathologie, erlebtem sexuellen Missbrauch und Traumata korreliert (Tribolet-Hardy/Hill 2023).

Auch Roth hat bereits auf Zusammenhänge zu Depressionen, der Borderline- und der Narzisstischen Persönlichkeitsstörung sowie ADHS hingewiesen (Roth 2010). Stark und Wehrum-Osinsky (2016) berichten ebenfalls von Depressionen, Angststörungen, stoffgebunden Süchten sowie Persönlichkeitsstörungen als häufigste Komorbiditäten und weisen auch auf erhöhtes Vorliegen von stoffungebundenen Süchten (z.B. einer Spielsucht) und ADHS hin. Die genauere

Betrachtung der Persönlichkeitsstörungen habe insbesondere paranoide, histrionische, obsessiv-zwanghafte, vermeidende, narzisstische und Borderline-Persönlichkeitsstörungen gezeigt (Stark/Wehrum-Osinsky 2016).

Einschränkungen im Sinne des ICF

Bei Männern, die exzessiv Pornos konsumieren, sind vor allem die Körperfunktionen und -struktur betroffen. Sie sind im Denken fixiert darauf, Frauen erobern zu wollen, um so das Selbstwertgefühl zu steigern. Klappt das nicht, zeichnen sie sich oft durch eine hohe emotionale Instabilität aus. Die Selbstwahrnehmung ist häufig von Minderwertigkeitserleben oder auch Unsicherheit in der Beurteilung der eigenen Attraktivität geprägt. In der Regel liegt bei den Betroffenen ein schwaches Selbstwerterleben vor.

Es liegen aber auch Einschränkungen in Bezug auf Teilhabe und Aktivitäten vor, da z.B. häufig die Paarbeziehung sehr belastet ist oder sich das familiäre Umfeld abwendet. Die Sexualität ist ebenfalls oft belastet und es können auch sexuelle Funktionsstörungen sowie ein Interessensverlust an der Partnerschaft vorliegen. Sofern das hypersexuelle Verlangen bei Prostituierten befriedigt wird, kann es auch zu finanziellen Schwierigkeiten kommen, was die Teilhabe einschränken kann.

Störungsspezifische Themen

- Drang Pornos zu schauen, zu masturbieren, bzw. Sex zu haben
- Aufnahme bzw. Aufbau einer befriedigenden intimen Beziehung ist nicht möglich
- Schuld- und Schamgefühle
- Eingeschränkte/gestörte Sexualität
- Angst vor Einsamkeit
- Minderwertigkeitserleben
- Beziehungsprobleme
- In hohem Maß von Anerkennung anderer abhängig
- Selbsthass
- (Entwicklungsdefizite)
- (Schulden)

Das sozusagen übergeordnete Ziel der Therapie ist eine gesunde, begrenzte und beziehungsorientierte Sexualität, wofür das Akronym SAFE steht.

„Das Akronym SAFE steht für not secret, not abusive, no bad feeling und not empty of relationship. Sexualität nach diesem Prinzip zu praktizieren bedeutet demnach, dass die Sexualität nicht im Verborgenen stattfindet, nicht auf Missbrauch (z.B. von Prostituierten) beruht, im Nachhinein keine schlechten Gefühle auslöst und nicht losgelöst von Beziehungen gelebt wird" (Stark/Wehrum-Osinsky 2016, 50).

5.2 Personzentriertes Krankheitsverständnis

In vielen Biografien von Sexsüchtigen finden sich Traumatisierungen unterschiedlicher Art. Häufig, so wie bei Herrn O, handelt es sich um interpersonale Traumatisierungen in Form von emotionaler Vernachlässigung, fehlendem Körperkontakt, Abwertungen, aber auch Traumatisierungen durch Schläge, Gewalterfahrungen und sexuellen Missbrauch.

Inkongruenz- und Beziehungskonstellation

Vor diesem Hintergrund kommt es zu keiner sicheren Bindungserfahrung. Die ursprüngliche sozial-kommunikative Inkongruenzkonstellation lässt sich somit auf die beschriebene frühe Störung der Eltern-Kind-Beziehung zurückführen, bei der die Eltern – aus welchen Gründen auch immer – nicht ausreichend empathisch auf die Bedürfnisse des Kindes reagieren konnten und dieses dann zu einer (verfrühten) Selbstregulation (z.B. durch hin- und herschaukeln, exzessives Daumenlutschen, frühe Formen kindlicher Masturbation oder durch äußere Ersatztröstungen) gezwungen war (Gerlach 2018). Wie in den Beispielen von Herrn O, Herrn D oder Frau K zu sehen ist, ist das Eltern-Kind-Verhältnis geprägt durch Abwertung, Ablehnung oder auch Nicht-Beachtung.

Selbstkonzept

Die Betroffenen sind in ihrem Selbstkonzept schwankend und unsicher in Bezug auf die eigene Attraktivität. Sie sind auf die Bestätigung von außen angewiesen. Sie passen sich in Beziehungen eher an, um die gewünschte Bestätigung und Aufmerksamkeit zu bekommen und beziehen diese in besonderem Maße durch das Ausleben von Sexualität, wodurch zum einen der Wunsch nach Nähe als auch der nach Geborgenheit befriedigt wird. Eigene Wünsche, aber auch Gefühle von Wut und Aggression dem Beziehungspartner gegenüber, müssen abgewehrt werden. Zum anderen steht dem Wunsch nach Bindung und Geborgenheit die Angst vor Nähe gegenüber.

Der ursprüngliche Inkongruenzkonflikt wird in aktuellen Beziehungskonstellationen aktualisiert und die Inkongruenz spürbar, wenn dort die ersehnte Bestätigung und Zuwendung nicht in ausreichendem Maße erfolgt (z. B. nach der Verliebtheitsphase) und damit die massiven Selbstzweifel nicht beruhigt werden können. Das exzessive sexuelle Verhalten dient somit der Selbstberuhigung sowie der Ablenkung von unangenehmen inneren und zwischenmenschlichen Erlebniszuständen. Die Betroffenen befinden sich dann in einem ausgesprochenen Zustand innerer Unruhe, der durch den Konsum von Pornografie und Masturbation oder durch Promiskuität beruhigt wird.

5.3 Besondere Behandlungsaspekte

Um Menschen mit einer Sexsucht beraten und behandeln zu können, benötigt es die Offenheit und Bereitschaft, ausführlich und detailliert über Sexualität zu sprechen. Hierauf weisen auch Hill et al. (2023) hin, die im Übrigen auch als therapieförderliche Merkmale auf Seiten des Therapeuten oder der Therapeutin u. a. Empathie, Wertschätzung und Aspekte von Kongruenz (Ermutigung, Selbstoffenbarung) benennen.

Aufgrund der hohen Komorbiditätsrate zu anderen Süchten ist eine Behandlung bei gleichzeitig vorliegender Sucht mit regelmäßigem Konsum nicht erfolgsversprechend. Hier sollte eher in eine Suchtberatungs- und behandlungsstelle mit spezifischem Angebot oder in eine stationäre Einrichtung vermittelt werden. Ähnliches gilt auch für das Vorliegen einer schweren Depression mit akuter Suizidalität (Hill et al. 2023).

Als sozusagen übergeordnete Therapieziele werden in unterschiedlichen Publikationen die Symptomkontrolle, die Rückfallprävention, Umgang mit negativen Emotionen und Stress sowie die Bearbeitung der zugrundeliegenden Hintergründe wie z. B. Scham und Traumata benannt (Berner/Schmidt 2014; Gerlach 2018; Hill et al. 2023).

Bei den Patienten fällt insbesondere die Inkongruenz zwischen Selbstbild (unattraktiv und unbedeutsam) und Selbstideal (grandios, etwas Besonderes) auf. Viele äußern zudem, sich selbst zu hassen. Die Selbstakzeptanz ist demzufolge massiv beeinträchtigt. Aufgrund massiver Selbstzweifel zeigen sie sich im Umgang mit dem anderen Geschlecht oft unsicher und können diesen leichter unter Substanzkonsum aufnehmen.

Das Ampelmodell

Rot:

- kein Sex / Pornokonsum / Masturbation, um negativen Gefühlen zu entkommen
- kein Pornokonsum / Masturbation am Arbeitsplatz
- kein Sex außerhalb der Beziehung
- kein Sex / Pornokonsum / Masturbation der später schlechte Gefühle auslöst

Gelb:

- Sich auf Tik Tok, Instagram Bilder von leicht bekleideten Mädchen anschauen

Grün:

- Sex, Masturbation und Pornokonsum, der nicht heimlich stattfindet und keine negativen Gefühle, z. B. von Scham oder Selbsthass auslöst

5.4 Personzentrierte Behandlung der Sexsucht

Bearbeitung des als unwiderstehlich erlebten Drangs zu masturbieren oder Sex zu haben

! Um das Ziel einer Reduktion des schädlichen Verhaltens erreichen zu können, kann die Installation einer Filter- und Blocking-Software auf allen internetfähigen Geräten hilfreich und notwendig sein. Das zu verwendende Passwort sollte dem Betroffenen bestenfalls nicht bekannt sein.

BEISPIEL

P: Im Moment ist es ganz schlimm. Täglich bin ich an der Uni und sehe viele schöne Mädchen. Ich kann gar nicht anders, als mir vorzustellen mit ihnen Sex zu haben.
Th: Von dieser Vorstellung sind Sie ganz besessen.
P: Ich schaffe es dann gar nicht, mich auf irgendetwas anderes zu konzentrieren oder mich irgendwie abzulenken.

Th: Sie sind dann richtig gefangen in der Fantasie, wie schön es wäre, mit den schönen Mädchen Sex zu haben.
P: Ich flirte dann auch und wenn mich eine anlacht, fühle ich mich begehrt und bestätigt.
Th: Sich begehrt, bestätigt und attraktiv zu fühlen, ist es, was Sie immer wieder suchen?
P: Ich erlebe mich dann als jemand Besonderen, als jemanden, der alle haben kann. Das steigert mein Selbstwertgefühl.

Natürlich ist das Bearbeiten der Hintergründe, so wie oben dargestellt, alleine nicht ausreichend. Es wurde bereits darauf hingewiesen, dass die Installation einer Filter- und Blockier-Software hilfreich und notwendig sein kann. Mit den Patienten sind unbedingt Strategien der Rückfallprophylaxe zu besprechen.

BEISPIEL

P: Selbst, wenn ich mit meiner Freundin durch die Stadt gehe, kann ich es nicht lassen, anderen Frauen hinterherzuschauen und mir auch vorzustellen, Sex mit ihnen zu haben.
Th: Es klingt so, als würden Sie von sich erwarten, dass das nicht im Beisein der Partnerin auftritt.
P: Ich schäme mich dafür.
Th: Es ist beschämend, dann gar nicht richtig bei der Freundin sein zu können.
P: Ich mache mir später dann totale Vorwürfe.
Th: Das Ihnen das in Gegenwart der Partnerin passiert, ist für Sie völlig inakzeptabel.
P: Ich möchte das nicht und meine Partnerin hat das auch nicht verdient.
Th: Das ist Ihnen ganz wichtig, auch mir gegenüber zu betonen, dass Sie das nicht wollen und die Partnerin das auch nicht verdient hat.
P: Ich weiß einfach nicht, wie ich das abstellen soll.
Th: Und so ist da auch der Wunsch und die Erwartung an mich, dass ich Ihnen da helfe und eine Lösung habe.

Hier geht es zunächst um das selbstkonzeptbezogene Verstehen, also den Anspruch an sich selbst, dass der Drang nicht in Gegenwart der Partnerin auftreten darf, der Patient ihn sozusagen unter Kontrolle haben müsste und im Weiteren um die Akzeptanz, dass sich der Drang nicht sofort auflösen lässt.

In einem weiteren Schritt könnte dann auch ein Beziehungsklären erfolgen und z. B. die Enttäuschung und Wut darüber bearbeitet werden, dass der Therapeut kein Patentrezept hat.

In unserer Info- und Motivationsgruppe (die noch keinen „therapeutischen“ Anspruch hat), versuchen wir (Hoch-)Risikosituationen zu ermitteln und arbeiten unterstützend auch mit Coping-Karten.

Coping-Karten

Coping-Karten enthalten zum einen die identifizierten Risikosituationen, zum anderen die erarbeiteten Coping-Strategien. Dabei könnte z.B. die Risikosituation darin bestehen, abends alleine zu sein, weil die Partnerin schon ins Bett gegangen ist und die passende Coping-Strategie wäre, anstatt im Internet zu surfen, lieber ein spannendes Buch zu lesen oder auch ins Bett zu gehen.

Coping-Karten sollen schnell griffbereit sein, um in Drang-Situationen schnell Alternativen vor Augen zu haben.

Bearbeitung der Scham- und Schuldgefühle

Auf die besondere Bedeutung der Bearbeitung der Schamgefühle haben unterschiedliche Autoren hingewiesen (Gerlach 2018; Hill et al. 2023). Dabei kann die Scham unterschiedliche Quellen haben: Ich schäme mich für das, was ich tue, z.B. häufig zu masturbieren, obwohl ich die Freundin liebe. Ich schäme mich dafür, wie ich bin. Ich verabscheue mich, dass ich so verletzend oder auch abwertend anderen gegenüber bin oder beim Sex mit der Partnerin Bilder von anderen Frauen im Kopf habe. Oder ich schäme mich für meinen Körper, den ich als unattraktiv empfinde.

BEISPIEL

P: Der Pornokonsum und das Masturbieren beeinträchtigen meine Sexualität. Ständig habe ich diese Bilder im Kopf.
Th: Immer diese Bilder im Kopf zu haben, ist eine richtige Last.
P: Ja das belastet mich und meine Freundin hat das nicht verdient.
Th: Da machen Sie sich auch Selbstvorwürfe.
P: Ich schäme und ich hasse mich dafür.

Bearbeitung von Selbsthass und Selbstabwertung

Wie im zuvor genannten Beispiel deutlich wird, haben die Betroffenen häufig ein sehr negatives Selbstbild und werten sich für ihr Verhalten zum Teil stark ab.

BEISPIEL

Th: Nicht richtig bei der Partnerin zu sein, entspricht nicht Ihrem Selbstbild und Sie lehnen sich dafür ab.
P: Ich liebe meine Partnerin und will ihr das nicht antun.
Th: Sie möchten ein Partner sein, der seine Freundin nicht verletzt, der seine Liebe ihr gegenüber auch ausdrückt.
P: Und das geht eben nicht, wenn ich immer wieder die Bilder im Kopf habe.
Th: Ich habe verstanden, dass Sie so nicht sein wollen, dass das nicht Ihrem Anspruch an sich genügt. Gleichzeitig konsumieren Sie aktuell noch Pornografie, weshalb Sie die Bilder im Kopf haben.
P: Ja das ist so. Vielleicht will ich mir einfach nicht eingestehen, dass ich krank bin.

Es ist durchaus ein wichtiger Punkt, eine Krankheitseinsicht und -akzeptanz zu erreichen. Denn krankheitsbedingt ist es nicht möglich, den eigenen Ansprüchen zu genügen (vgl. sekundäre Inkongruenz), was dann zu Selbstabwertung und Selbsthass führt.

Krankheitsakzeptanz bedeutet jedoch nicht, sich ausruhen zu können, sondern bildet die Grundlage für Veränderung, z. B. durch die Einsicht, den Zugang zu (in diesem Fall) pornografischem Material z. B. durch Blockier-Software besser einzuschränken.

Aufbau einer befriedigenden intimen Beziehung

Je größer der Abstand zum Pornokonsum und der damit verbundenen Masturbation ist, desto eher ist die Aufnahme einer befriedigenden intimen Beziehung möglich. Hierzu gehört auch die Wahrnehmung eigener Wünsche, Bedürfnisse und Gefühle, die häufig nicht ausreichend symbolisiert sind oder aus Angst vor Zurückweisung und Liebesentzug unterdrückt werden.

BEISPIEL

P: Seit ich keine Pornos mehr schaue, habe ich wieder richtig Bock auf meine Freundin. Aber trotzdem bin ich nicht gekommen.
Th: Das klingt als seien Sie überrascht.
P: Ja irgendwie schon. Ich kenne die Erektionsstörungen schon länger, habe diese aber auf den Pornokonsum geschoben.
Th: Und nun merken Sie, dass es nicht ausschließlich etwas damit zu tun hat.

P: Ja und das wundert mich und ich habe keine Erklärung dafür.

Th: Also eigentlich hatten Sie totalen Bock auf Ihre Freundin und hätten erwartet, dass es beim Sex dann auch klappt.

P: Wenn ich genau überlege, dann ist es schon so, dass ich Lust auf sie habe, aber wir hatten uns auch gestritten. Immer wieder verlangt sie von mir, Dinge im Haushalt zu machen, obwohl ich ebenso Vollzeit beschäftigt bin, wie sie auch. Sie respektiert nicht, dass ich auch mal kaputt bin und nichts machen möchte.

Th: Wenn Sie sich da nochmal genau hineinversetzen, dann spüren Sie da auch einen Groll gegenüber der Freundin, die Ihre Grenzen nicht respektiert.

P: Ja, ich war richtig sauer.

Th: Und konnten Sie Ihren Ärger loswerden?

P: Nein, ich gehe den Konflikten immer aus dem Weg, habe auch Angst vor ihrer Reaktion.

Th: Das heißt, Sie haben Ihren Groll und Ihren Ärger mit ins Bett genommen?

P: Ja, irgendwie schon.

Das konkretisierende Verstehen ermöglicht den Patienten einen verbesserten Zugang zu sich selbst und damit eine Steigerung der Selbstempathie. Hier kann es auch nötig sein, sich zu solidarisieren und die Patienten zu ermutigen, ihre Gefühle ernst zu nehmen und diese mit in die Beziehung einzubringen. Dies verbessert nicht nur die Auseinandersetzungs- und Konfliktfähigkeit, sondern am Ende auch die Beziehungsfähigkeit und führt somit zu einer befriedigenden intimen Beziehung.

5.5 Fallvignette Herr A

Biografischer Hintergrund

Herr A stellt sich wegen seiner Sex-/Pornosucht vor. Er habe wiederkehrende Vorstellungen, Frauen erobern zu wollen, was dazu führe, bis zu zehnmal täglich Pornos zu schauen und zu masturbieren. Er ist Mitte 20, befindet sich in Ausbildung und hat eine Partnerin. Von den Eltern berichtet Herr A, dass beide zwar immer für die Kinder dagewesen und alles ermöglicht hätten, aber insbesondere die Mutter habe hohe Leistungsansprüche vermittelt und immer wieder betont, dass er mehr schaffen könne. Er habe zudem in Konkurrenz zu den beiden älteren Schwestern gestanden.

Die Mutter sei zudem sehr impulsiv. Zum Vater habe er früher eine gute Beziehung gehabt. Dieser habe an ihn geglaubt, habe selbst aber keine Fehler eingestehen oder über Probleme reden können.

Er habe sich früh angepasst, um die Eltern nicht zu enttäuschen und aus Angst davor, dass diese ihn sonst nicht mögen. Die Eltern hätten immer alles besser gewusst. In der Folge verstummt Herr A in der Gegenwart der Eltern, von denen er sich weder gesehen noch verstanden fühlt. Anerkennung erzielt er nur über Leistung, aber meistens hätte es aus Sicht der Eltern noch besser gehen können bzw. müssen. Rückmeldungen zu seinen Eigenschaften als Person habe er nie bekommen.

Suchtanamnese

Herr A spielt bereits vor dem 10. Lebensjahr „Game Boy" und darf zwischen dem 10. und 12. Lebensjahr auch am PC Videospiele spielen. Die Zeit dafür ist aber eingeschränkt. Im Alter von 12 Jahren erhält er einen eigenen Laptop und das Spielverhalten steigt auf bis zu fünf Stunden täglich an. Später leiden auch die schulischen Leistungen darunter, da er immer weniger für die Schule lernt. Er lügt die Eltern an, verbringt lieber Zeit vorm PC als zu lernen. Er schafft das Abitur, jedoch hätten die Eltern sich einen besseren Abschluss gewünscht.

Herr A beschreibt, dass es in seiner Erinnerung so ist, als habe er schon als Grundschüler masturbiert. Ebenfalls habe er früh begonnen, Pornos zu schauen. Eskaliert seien das Gaming und der Pornokonsum während des Studiums. Während er das Gamen einigermaßen im Griff habe, könne er das sexuelle Verlangen nicht steuern.

Herr A leidet darunter, immer wieder anderen Frauen hinterherzuschauen und diese erobern zu wollen. In der Vergangenheit – so berichtet er – habe er dies immer wieder getan und dadurch seine Beziehungen verloren. Er befürchtet, dass ihm dies wieder passiert und er damit seine aktuelle Beziehung gefährdet. Er sehnt sich nach einer stabilen Beziehung. Er masturbiert mehrmals täglich, hat wegen Masturbation und Pornokonsum massive Schuld- und Schamgefühle. Herr A ist zudem extrem eifersüchtig und zeigt heftige körperliche Reaktionen, wenn seine Partnerin eigenständig Dinge ohne ihn unternimmt oder mit anderen Männern etwas Schönes erlebt. Verlassenheitsängste und Einsamkeitsgefühle führen immer wieder zu „Suchtdruck" und „Rückfällen" ins Masturbieren, verbunden mit Pornokonsum. Herr A macht sich deshalb massive Vorwürfe und kann sein Verhalten absolut nicht akzeptieren. Das Verhalten führt auch zu Problemen in der Ausbildung und in der Beziehung.

Die Partnerin hat bereits damit gedroht, die Beziehung zu beenden, wenn der Pornokonsum (der zu sexuellen Funktionsstörungen führt) und die Eifersucht nicht aufhören.

Störungsspezifische Merkmale

- Drang Pornos zu schauen, zu masturbieren bzw. Sex zu haben
- Schuld- und Schamgefühle
- eingeschränkte/gestörte Sexualität
- Beziehungsprobleme
- gestörte Gefühlsregulation
- Selbstabwertung

Funktionalität

An dieser Stelle soll nur die Funktionalität des Pornokonsums und des Masturbierens beschrieben werden, da Herr A deshalb die Behandlung aufsuchte und das Gaming aktuell kein Problem darstellte.

Der Pornokonsum dient der Vermeidung negativer Gefühle (wie z. B. Einsamkeit, Enttäuschung, Minderwertigkeitserleben, Misserfolgserleben). Das eigene Minderwertigkeitserleben wird durch die Fantasie Frauen zu erobern, mit diesen Sex zu haben, aber auch des realen sexuellen Auslebens mit vielen Frauen kompensiert und so das Selbstwerterleben gesteigert. Herr A fühlt sich hierdurch als Person gesehen, wertgeschätzt und akzeptiert.

Rehabilitationsziele

- Abstinenz vom Gaming aufrechterhalten
- Pornokonsum und Masturbation auf ein „normales" Maß reduzieren
- die Eifersucht „loswerden"
- eigene Grenzen und Fehler akzeptieren und damit besser umgehen können
- das Selbstwertgefühl und die Selbstakzeptanz steigern
- die eigenen Gefühle offener ausdrücken können
- die eigenen Ziele nicht zu hochstecken
- Schuld- und Schamgefühle bearbeiten
- endlich eine „normale" Beziehung ohne Eifersucht oder Gedanken an andere Frauen führen

Das Ampelmodell

Rot:

- Masturbation unter Einsatz von Pornografie, sozialer Medien oder Dating Websites
- erotische Inhalte auf Instagram, Facebook, WhatsApp, Dating Websites oder generell im Internet anschauen
- Masturbation als Kompensation negativer Gefühle
- Masturbation mehrmals am Tag

Gelb:

- Inhalte wie Sport auf Instagram anschauen

Grün:

- Instagram zum Posten künstlerischer Inhalte
- Masturbation 2–3 Mal/Woche

Inkongruenz- und Beziehungskonstellation

Neben selbstunsicheren Anteilen liegt bei Herrn A eine narzisstische Persönlichkeitsstruktur vor, sodass der Wunsch, etwas Besonderes zu sein, dominiert. Im Selbstkonzept ist verankert, besondere Leistungen erbringen zu müssen, um anerkannt und geliebt zu werden. Im organismischen Erleben stehen dem Misserfolgs- und Verlusterlebnisse sowie „Faulheit" (oder besser, der Wunsch, sich nicht übermäßig anstrengen und Zeit investieren zu müssen) gegenüber. Die blockierte Aktualisierungstendenz verhindert die Wahrnehmung von Autonomiebedürfnissen und Gefühlen wie Wut. Herr A entwickelt eine sehr angepasste Lebensführung, gestaltet seine Beziehungen eher oberflächlich. Herr A beschreibt sich als jemanden, der Späße macht, sich aus Angst vor Bewertung aber nicht wirklich zeigt. Zentral für sein Erleben sind Misserfolge: Dies beginnt schon in frühester Kindheit, da seine Noten selten den Erwartungen vor allem der Mutter entsprechen, betrifft aber auch Beziehungen zu Frauen, wenn die ersehnte Anerkennung ausbleibt.

Herr A lernt früh, sich durch das Gaming, aber auch durch Masturbation in eine bessere Stimmungslage zu versetzen und so die Inkongruenz – wie nachfolgend im Selbstkonzept beschrieben – nicht spüren zu müssen.

Selbstkonzept

Das Selbstkonzept ist geprägt von der Leistungsorientierung der Mutter. „So wie ich bin, bin ich nicht gut genug. Ich muss etwas besonderes leisten, um Anerkennung und Aufmerksamkeit zu bekommen." Das Selbstideal ist durch Selbstüberhöhung („ich werde ganz groß rauskommen, ich bin der Beste") und Perfektionismus geprägt. Das Grandiositätserleben bezieht sich z. B. auf Sport, wo er das Spiel am liebsten alleine und erfolgreich führen würde sowie auf die Eroberung von möglichst vielen Frauen. Dem steht das organismische Erleben gegenüber: der nicht symbolisierte Wunsch nach Freizeit, die „Faulheit" und Selbstzweifel.

Sekundäre Inkongruenzen

Aufgrund des Pornokonsums und des Masturbierens sowie dem omnipräsenten Wunsch, andere Frauen zu erobern, empfindet sich Herr A als schlechter Partner.

Behandlungsverlauf

Herr A hatte eine Reihe negativer Selbstannahmen, wie z. B. „Ich bin nicht gut, habe nicht alles gegeben", „Ich bin nicht echt". Als positive Selbstannahme dominierte „Es noch besser machen zu können, aber auch ein kreativer Mensch zu sein".

Da die negativen Selbstannahmen deutlich im Vordergrund standen, dominierten immer wieder auftretende Selbstzweifel. Positive Rückmeldungen brachten nur kurze „Glücksgefühle", konnten aber nicht integriert werden und verpufften dementsprechend immer wieder.

Dies spiegelte sich besonders in der Eifersucht, die zunächst im Zentrum der Behandlung stand. Die Eifersucht führte zu massiven körperlichen Reaktionen (Schwindel, Schweißausbrüche, Panik) sowie Rückfälligkeit in Pornokonsum und Masturbation und auch zu einem Abfall der Arbeitsleitung und Einschränkung der sozialen Interaktion. Herr A wünschte sich, diese Gefühle umgehend los zu sein und stellte diese Erwartung auch an den Therapeuten.

BEISPIEL

Herr A: Am Wochenende habe ich es kaum ausgehalten. Meine Partnerin war mit Freundinnen unterwegs. Ich habe mir ausgemalt, wie sie sich mit anderen Männern amüsiert. Mir ging es richtig schlecht.
Th: Die Vorstellung, dass Ihre Partnerin sich mit anderen Männern vergnügt, war wieder unerträglich.
Herr A: Ich kann mich von diesen Gedanken gar nicht distanzieren, das Kopfkino nicht stoppen. (schaut mich erwartungsvoll an)
Th: In solchen Momenten können Sie sich gar nicht beruhigen.
Herr A: Nein. Ich habe dann wieder Pornos geschaut. Im Anschluss ging es mir noch schlechter, weil ich mich schämte und mir deswegen Vorwürfe machte.

Hier wird deutlich, wie sehr Herr A unter seinen Handlungen leidet und wie wenig diese in sein Selbstkonzept integriert sind. Er kann sein Handeln weder verstehen noch akzeptieren. Neben allen Formen des einfühlenden Verstehens (Finke 2004) stand in dieser Phase, aufgrund der massiven Selbstzweifel sowie der Instabilität, die bedingungsfreie Akzeptanz im Vordergrund. Herr A hatte – so wie es für Menschen mit narzisstischem Persönlichkeitsstil typisch ist (Finke 2004; Sachse 2007) – Sorge, vom Therapeuten „als nicht gut genug“ bewertet zu werden und den Wunsch nach Bestätigung.

Wie in der nächsten Sequenz ersichtlich, wurde in diesem Fall wertgeschätzt, dass sich Herr A seiner Eifersucht stellte, die Partnerin nicht einschränkte, sondern versuchte, den unangenehmen Spannungszustand auszuhalten.

BEISPIEL

Th: Ich finde, das hat wirklich Respekt verdient, dass Sie trotz Ihrer Eifersucht und den körperlichen Reaktionen versucht haben, Ihre Ängste auszuhalten.
Herr A: Ich habe meiner Freundin schon gesagt, dass es mir nicht gut geht.
Th: Sie haben Ihre Freundin darüber informiert, wie es Ihnen geht, aber nicht verlangt, dass sie bleibt.
Herr A: Ich hätte mir schon gewünscht, dass sie bleibt.
Th: Es wäre schön gewesen, Ihre Freundin hätte da Rücksicht auf Sie genommen, wo Sie ihr doch mitgeteilt haben, wie es Ihnen damit geht.
Herr A: Ja, aber ich weiß auch, dass ich das nicht verlangen kann.

Solche Situationen wiederholen sich zu Beginn der Behandlung regelmäßig. Wie häufig bei Suchtkranken zu beobachten ist, suchte auch Herr A zunächst schnelle Lösungen, um die unangenehmen Gefühlszustände loszuwerden. Er lernte aber auch, seine Ängste, Unsicherheiten und Selbstwertzweifel sowie das daraus resultierende Verhalten zu akzeptieren und zu verstehen. Die Selbstvorwürfe nahmen ab, so dass es nun möglich war, die dahinterliegenden Selbstzweifel und negativen Schemata (Sachse 2007) zu bearbeiten.

BEISPIEL

Herr A: Wenn ich Lob kriege, dann freue ich mich einen kurzen Moment, aber sofort kommen Zweifel, ob das Lob auch ernst gemeint ist. Ich kann nicht glauben, es ausreichend gut gemacht zu haben.
Th: Es klingt, als könnten Sie in diesem Punkt niemandem trauen.
Herr A: Ich denke, die wollen mich nur nicht verletzen.
Th: „Da trauen Sie lieber nur Ihrer eigenen Wahrnehmung und Ihrer Annahme, es in jedem Fall nicht gut genug gemacht zu haben.
Herr A: Ja, so kenne ich das. Meine Mutter hat das immer wieder betont, dass ich es hätte besser machen können.
Th: Es ist diese alte Erfahrung mit Ihrer Mutter, die in Ihnen zu so vielen Zweifeln und zu der Überzeugung geführt hat, es sowieso nicht gut genug machen zu können.
Herr A: Aber wie komme ich da raus?
Th: Wenn ich mich in die Lage der Menschen versetze, die Ihnen positive Rückmeldungen geben, so wie z. B. Ihre Freundin, die geduldig mit Ihnen die Eifersucht durchsteht, würde ich mich vermutlich auch ärgern, wenn Sie die Beziehung immer wieder in Frage stellen.
Herr A: Aber ich kann ja nicht anders.
Th: Nun, wie wir gerade identifiziert haben, ist es ein altes Muster und Sie können sich entscheiden, ob Sie dieses auch auf die Partnerin übertragen wollen.
Herr A: Sie meinen, ich habe eine Wahl?
Th: Ja, das meine ich.

Die therapeutische Beziehung war stabil, sodass eine Konfrontation über das Selbsteinbringen gewagt werden konnte. Parallel wurde die Beziehung fokussiert und geschaut, ob es in dieser Hinweise für seine Zweifel gab. Herr A erkannte, wie er sich immer wieder auf die Zweifel fokussierte und wie wenig er wertschätzte, was er auch bekam. Er versuchte in der Folge, sich mehr auf das, was er hatte zu fokussieren. Die Beziehung stabilisierte sich zunehmend. Die Eifersucht stand nicht mehr im Vorder-, sondern rückte zunehmend in den Hintergrund, „poppte" gelegentlich wieder auf, bedrohte Herrn A aber nicht mehr.

Zu Beginn der Behandlung sehnte sich Herr A noch sehr nach der Anerkennung durch die Eltern. Bei Gesprächen wünschte er sich deren Interesse und Aufmerksamkeit zu erhalten und hatte Angst, ihnen Dinge mitzuteilen, von denen er wusste, dass sie diese ablehnen.

BEISPIEL

Herr A: Ich habe mich entschieden, die Ausbildung zu beenden, aber bisher meinen Eltern davon nichts gesagt. Am Wochenende fahre ich zu ihnen und dann werden sie es erfahren und ich kann mir schon ausmalen wie sie reagieren.

Th: Die Reaktion Ihrer Eltern sehen Sie schon vor sich.

Herr A: Sie können sich gar nicht vorstellen, wie schwer das Studium mir fällt und schließlich haben alle in der Familie studiert. Sie werden mir Vorwürfe machen, warum ich das nicht früher mit ihnen besprochen habe.

Th: Sie fürchten die Vorwürfe und wünschen sich, dass die Eltern Ihre Entscheidung auch verstehen würden.

Herr A: Das wäre schon schön, wenn nicht immer dieses Unverständnis kommen würde.

Th: Obwohl Sie genau wissen, was Ihre Eltern ablehnen, so sehnen Sie sich doch danach, deren wohlwollende Anerkennung zu erhalten.

Herr A: Ich weiß, ich sollte darauf nicht hoffen.

Th: Sie haben in Ihrem Leben Anerkennung und Verständnis häufig vermisst und hätten das früher gebraucht. Nun sind Sie erwachsen und treffen eigenständige Entscheidungen, so wie die Entscheidung, das Studium zu beenden und brauchen da keine Rücksicht mehr zu nehmen.

Herr A: Es wäre trotzdem schön, nicht immer die Ablehnung dafür zu kassieren.

Th: Ich spüre da auch Wut den Eltern gegenüber, würde zunächst aber gerne eine anderen Aspekt beleuchten, wenn das okay ist.

Herr A: (nickt)

Th: Ich würde gerne noch einmal auf den Aspekt des erwachsenen, eigenständigen Handelns zurückkommen. Als erwachsene Person haben Sie eine eigenständige Entscheidung getroffen, die sich für Sie völlig richtig anfühlt. Sie haben dies unabhängig von den Eltern getan, die ja nun auch nicht mehr Ihre primären Bezugspersonen sind. Diese Funktion haben jetzt eher Ihre Freunde und Ihre Partnerin.

Herr A: Ja, das stimmt. Sie meinen, ich sollte da mehr Wert auf deren Meinung legen?

Th: Ich meine, dass Sie da eine für sich richtige Entscheidung getroffen haben, und dass Sie sich für diese vor Ihren Eltern nicht rechtfertigen müssen.

Herr A profitierte sehr von der wohlwollenden und anerkennenden Haltung (Verändern durch Anerkennen; Finke 2004) des Therapeuten, weil dies ein Gegenpol zu dem beklagten Desinteresse und der erlebten kritischen und beurteilenden Haltung der Eltern darstellte. Ebenso hilfreich war die Begegnung von Person zu Person (Verändern durch Begegnen; Finke 2004), die sich als besonders wertvoll erwies, da Herr A den eigenen Vater, der ihm mit doppelten Botschaften begegnete, als unauthentisch erlebte.

Herr A wurde im Verlauf der Behandlung unabhängiger von der Meinung der Eltern und emanzipierte sich auch der Partnerin gegenüber. Es gelang ihm, seine Eifersucht in Grenzen zu halten und mit den negativen Gefühlen, die daraus resultierten, umgehen zu können. Der Drang, andere Frauen erobern und mit diesen Sex haben zu wollen, wurde weniger, ebenso der Pornokonsum und das Masturbieren. Die Sexualität bezog sich wieder auf die Partnerin und die Beziehung stabilisierte sich zunehmend. Das befürchtete Scheitern der Beziehung blieb aus und Herr A gewann Vertrauen in diese.

6 Kaufsucht

6.1 Beschreibung des Phänomens

Kaufsucht gehört nicht zu den sogenannten neuen Süchten, sondern wurde bereits von Kraepelin (1909) beschrieben: „die krankhafte Kauflust, die den Kranken veranlasst, sobald sich ihm dazu Gelegenheit bietet, ohne jedes wirkliche Bedürfnis in großen Mengen einzukaufen". Kraepelin bezeichnet sie weiterhin als eine Form des „impulsiven Irreseins", die er auch „Oniomanie" nennt (zitiert nach Müller/Voth 2014, 128). Typisch für das pathologische Kaufen ist ein unwiderstehlicher Drang, Dinge zu kaufen oder sich mit dem Kaufakt zu beschäftigen, z. B. auf entsprechenden Internetseiten zu stöbern. Dabei besteht die Befriedigung nicht im Besitz der Waren, sondern im Kaufakt selbst. „Kaufsucht" wird von Grüsser und Thalemann (2006, 81) definiert als „wiederholt auftretendes, impulsives und exzessives Kaufen von Dingen, die nicht gebraucht werden". Es wird angenommen, dass das Kaufen dazu dient, das Selbst- aber auch das Fremdbild aufzuwerten und, dass es unangenehme Gefühle kompensieren soll und nicht zweckgebunden stattfindet (Grüsser/Thalemann 2006; Müller et al. 2018). Dabei kaufen Frauen eher Kleidung, Schuhe, Schmuck, Kosmetik oder Haushaltswaren, Männer hingegen eher Elektronik, Bücher und technische Artikel (Müller et al. 2018). Die Waren werden in nicht benötigten Mengen gekauft und oftmals auch unausgepackt gehortet.

Zwanghaftes Horten

Das zwanghafte Horten wird als Subgruppe des pathologischen Kaufens verstanden. Charakteristisch für das zwanghafte Horten ist, dass die Betroffenen sich nicht von Dingen trennen können, unabhängig davon, ob sie diese benötigen oder welchen Wert diese besitzen. Allein der Gedanke, Dinge wegzugeben, bereitet Stress. Die Betroffenen sind an die Gegenstände gebunden, haben eine Bindung zu diesen. In der Folge kann auch Unordnung auftreten, die in Vermüllung enden kann, sodass die normale Nutzung des Wohnraums beeinträchtigt ist. Es kommt aber auch zur Beeinträchtigung in sozialen, beruflichen und anderen relevanten Lebensbereichen (Müller/Voth 2014).

So wie bei Frau D, die angibt, gar nicht mehr gewusst zu haben, wie viel weiße Blusen sie besessen habe: „Dann habe ich eben noch welche gekauft". Frau A hingegen besitzt rund 300 Blusen, 200 Paar Schuhe und hunderte Flacons. Die meisten Kleidungsstücke sind ausgepackt und auch benutzt. Trotz guten Gehalts ist sie verschuldet. Der gesamte Keller und auch der Schlafzimmerschrank sind voll mit Kleidung. Doch findet sie immer wieder neue Dinge, die sie kaufen „muss".

Bei Herrn P sind es Fahrräder in unnötiger Anzahl sowie Laufschuhe und ähnliches. Er gehört eher zu den Menschen, die um des Besitzen willen kaufen, was der Kompensation des erlebten Mangels in der Kindheit dient. Da er sich die Dinge oft nicht leisten kann, kommt es zu Beschaffungsdelikten. Aufgrund des Kaufens kann er sich z. B. auch keine gemeinsamen Urlaube mit der Partnerin leisten und oft auch nichts zu den Miet- und Unterhaltskosten beisteuern, sodass es regelmäßig zu Konflikten in der Partnerschaft kommt. So auch bei Frau T, die das gemeinsame Konto mit 55.000 EUR überzogen hat. Sie kauft Luxusartikel aller Art. Sie kauft heimlich und lässt die bestellten Waren an Paketstationen und Nachbarn senden, um dies vor ihrem Mann zu verheimlichen.

Epidemiologie

Es wird geschätzt, dass die Prävalenz bei etwa 5% der erwachsenen Bevölkerung liegt, wobei Frauen und jüngere Menschen häufiger betroffen sind. Der Anteil der Kaufsüchtigen unter den Menschen, die „pathologisch Horten" liegt bei 60% (Müller et al. 2018).

Diagnostische Kriterien

Bislang gibt es keine einheitlichen diagnostischen Kriterien. Pathologisches Kaufen kann als Impulskontrollstörung (F63.8) klassifiziert werden, wie es in der ICD-11 vorgesehen ist (Code: 6C7Y).

Müller et al. (2018, 7) nennen in Anlehnung an McElroy folgende **diagnostische Kriterien:**

1 Maladaptive, zwanghafte Beschäftigung mit Kaufen/Shoppen oder unangemessene Kaufimpulse, wobei mindestens eines der beiden folgenden Kriterien zutrifft:

- Häufige Beschäftigung mit Kaufen oder Kaufimpulsen, die als unwiderstehlich, intrusiv und/oder sinnlos wahrgenommen werden.
- Häufiger Konsum von unnötigen Waren, die man sich finanziell nicht leisten kann, die nicht genutzt werden oder häufiges Einkaufen über längere Zeitspannen als geplant.

2 Die zwanghafte gedankliche Beschäftigung mit Kaufen, die Kaufimpulse, bzw. das Kaufverhalten führen zu Distress, sind zeitaufwendig, wirken sich störend auf soziale und berufliche Funktionen aus und resultieren in finanziellen Problemen (z.B. Verschuldung, Konkurs).
3 Die Kaufexzesse treten nicht ausschließlich im Verlauf hypomanischer oder manischer Episoden auf.

Folgen der Kaufsucht

Folgen sind u.a.:

- Scham- und Schuldgefühle
- Verheimlichung/Lügen
- Verschuldung
- Beschaffungskriminalität
- Probleme in der Partnerschaft (Vertrauensverlust)

Komorbidität

Müller et al. (2018) geben an, dass Menschen, die sich wegen Kaufsucht in Behandlung begeben, nahezu immer auch an einer weiteren psychischen Erkrankung leiden, allen voran an Depressionen und Angststörungen. Auch scheint eine Binge-Eating-Störung häufig vorzukommen.

Binge-Eating-Störung

Menschen mit einer Binge-Eating-Störung leiden unter immer wiederkehrenden „Essanfällen“. Sie versuchen in der Regel jedoch nicht, einer Gewichtszunahme durch Maßnahmen wie Erbrechen, exzessives Sporttreiben oder durch Einnahme von Abführmitteln gegenzusteuern. (bzga-essstoerungen.de)

Müller et al. (2018) berichten weiterhin davon, dass im klinischen Alltag selbstunsicher-vermeidende und perfektionistische Persönlichkeitszüge auffallen. Studien mit strukturierten Interviews zeigen, dass ca. 60 % der Kaufsüchtigen, die sich in Behandlung befinden, unter einer Persönlichkeitsstörung leiden. Es soll sich besonders häufig um selbstunsicher-vermeidende, depressive, zwanghafte und Borderline-Persönlichkeitsstörungen handeln (Müller et al. 2018).

> ! Die depressive Persönlichkeitsstörung (DPS) wurde bisher nicht in die gängigen Klassifikationssysteme aufgenommen, da sie sich nicht von anderen depressiven Syndromen abgrenzen lässt (Pschyrembel Online).

Einschränkungen im Sinne der ICF

Bei Kaufsüchtigen sind die Beeinträchtigungen mit denen der Glücksspieler:innen vergleichbar. In den Bereichen Teilhabe und Aktivität sind die sozialen Beziehungen belastet. Aufgrund der Verschuldung können sie sich zum Teil Urlaub oder andere Freizeitvergnügen nicht leisten, die Wohnung kann gefährdet sein. Auch bei Kaufsüchtigen gibt es Beschaffungsdelikte, die ebenfalls am Arbeitsplatz stattfinden können, womit auch dieser gefährdet sein kann. Im Bereich der Körperfunktionen und -struktur kann das Denken ebenfalls auf die Schuldenbewältigung und damit verbundene Zukunftsängste fixiert sein. Eine Einschränkung der emotionalen Stabilität liegt ebenfalls häufig in Zusammenhang mit erlebtem Scheitern vor und auch das Selbstwertgefühl ist beeinträchtigt. Die Selbstwahrnehmung ist darauf fixiert, den äußeren Schein zu wahren.

Störungsspezifische Themen

- Drang zu kaufen
- Schulden
- fehlender Bezug zum Geld
- Selbstideal ist ausgerichtet auf Harmonie und Unterordnungsbereitschaft
- Selbstwertzweifel
- leichte Kränkbarkeit
- Schuld- und Schamgefühle
- perfektionistische Selbstansprüche (erhöhtes Selbstideal)

6.2 Personzentriertes Krankheitsverständnis

Inkongruenz- und Beziehungskonstellation

Das auffälligste Merkmal von Kaufsüchtigen ist, dass sie nach außen ein Bild zeigen, von dem sie annehmen, dass sie so für andere interessant sind und wahrgenommen werden. Es wurde schon beschrieben, dass Kaufsucht häufig mit Minderwertigkeitserleben verbunden ist, welches durch das Kaufen und den perfekten äußeren Schein kompensiert wird. Die frühkindlichen Beziehungserfahrungen sind oft durch Eltern geprägt, die zwar vorhanden sind und auch einfühlsam und versorgend sein können, selbst aber nach außen häufig versuchen, ein perfektes Bild (z. B. einer guten Ehe) aufrechtzuerhalten und gesellschaftlichen Erwartungen zu entsprechen.

Die frühkindlichen Beziehungserfahrungen können aber auch durch emotionale und/oder materielle Mangelerfahrungen gekennzeichnet sein, wobei sich die Betroffenen oft durch Imagination in ein besseres Leben flüchten. Anerkennung durch die Eltern kann zudem in besonderer Weise mit der Zuwendung materieller Dinge verbunden sein.

Selbstkonzept

Im Selbstkonzept ist verankert, dass es wichtig ist, die Erwartungen anderer zu bedienen und dass eigene Wünsche und Bedürfnisse weniger bedeutsam sind. Das Selbstkonzept lässt sich wie folgt beschreiben: „Meine Bedürfnisse interessieren niemanden“ oder „Nach außen hin muss ich ein perfektes Bild abgeben, um interessant zu sein“. Im Selbstkonzept kann auch festgeschrieben sein, besonders „stark und unabhängig“ sein zu müssen und „niemandem zur Last fallen zu dürfen“.

Sich zeigen wie man ist, also kongruent zu sein, stellt dementsprechend eine Bedrohung dar. Nicht selten geht dies mit einem erhöhten Selbstideal einher, das z. B. durch Hilfsbereitschaft und Harmoniebestreben, aber auch durch Selbstgenügsamkeit gekennzeichnet ist und ebenfalls perfektionistische Selbstansprüche beinhaltet. Auch wenn Freundschaften vorhanden sind, so sind diese tendenziell oberflächlich, da die eigenen Wünsche und Hilfsbedürftigkeit kaum gezeigt werden.

Abgewehrt werden müssen Wünsche nach Autonomie und Abgrenzung, aber auch Gefühle der Abhängigkeit von anderen sowie Wut und Ärger auf die Bezugspersonen. Die Inkongruenz besteht am ehesten zwischen Selbstbild und Selbstideal und wird spürbar, wenn die Bedürfnisse nach Zuwendung,

Aufmerksamkeit und Hilfsbedürftigkeit nicht verdrängt oder die perfektionistischen Selbstansprüche nicht erreicht werden können.

Das Kaufen oder auch die Beschäftigung damit (z. B. durch Internetrecherche) dient dem Überdecken des unangenehmen Inkongruenzerlebens und stellt für die Betroffenen das Gefühl der Unabhängigkeit von anderen her.

6.3 Besondere Behandlungsaspekte

Menschen mit einer Kaufsucht haben ein besonderes Bedürfnis danach, gesehen zu werden. Sie definieren sich über die Waren die sie kaufen, insbesondere dann, wenn sie nicht nur gehortet, sondern auch getragen werden. Die Kleidung, der Schmuck, die Schuhe, die Uhren oder Luxusartikel suggerieren, interessant zu sein. Frauen stimmen ihre Kleidung, ihren Schmuck und die Schminke perfekt aufeinander ab und können durch die Vielzahl der gekauften Dinge auch beliebig viel miteinander kombinieren. Nach außen präsentieren die Betroffenen ein perfektes Bild.

BEISPIEL

P: Bei der Arbeit ist es mir total wichtig, jeden Tag etwas anderes an zu haben. Ich käme niemals auf die Idee, eine Bluse zweimal anzuziehen. Die Kollegen sollen sehen, dass ich einen guten Geschmack habe.
Th: Die Aufmerksamkeit zu bekommen und bewundert zu werden, gibt Ihnen ein gutes Gefühl, was es immer wieder zu wiederholen gilt.
P: Mein Selbstwertgefühl ist total schwach und ich habe das Gefühl, insbesondere auch Männern, nichts bieten zu können.
Th: Immer wieder neu gekleidet zu sein, gibt Ihnen das Gefühl, interessant zu sein, etwas zu bieten, etwas zu haben.
P: Ich sehe ja die Blicke und manchmal bekomme ich auch gute Rückmeldungen zu dem, was ich trage. Aber mich begleitet auch immer die Angst, was ist, wenn die hinter meine Fassade schauen.
Th: Das ist es, worum es eigentlich geht: die Angst, dass jemand hinter die gut gekleidete Fassade schaut.
P: Ja, deshalb versuche ich auch jeden Fehler zu vermeiden und bin bei der Arbeit perfektionistisch.

So perfekt wie die Kleidung muss auch alles andere sein. Fehler oder Schwächen müssen vermieden werden, was sich – wie schon beschrieben – auch im Selbstkonzept der Betroffenen widerspiegelt. So haben sie oft das Gefühl, alles kontrollieren zu müssen und nichts dem Zufall überlassen zu dürfen.

Das Ampelmodell

Rot:

- unnötige und unabgesprochene Käufe
- Käufe, die man sich nicht leisten kann
- Käufe, um unangenehmen Gefühlen aus dem Weg zu gehen oder um „Glücksgefühle" zu erzeugen

Gelb:

- sich auf einschlägigen Internetseiten und Portalen wie z.B. Kleiderkreisel aufhalten
- unnötigerweise und alleine durch die Stadt schlendern
- heimliches Geld ansammeln

Grün:

- nötige und abgesprochene Käufe
- Käufe, die man sich finanziell leisten kann

6.4 Personzentrierte Behandlung der Kaufsucht

Die Motivations- und Stabilisierungsphase

Gerade zu Beginn fällt es den Betroffenen sehr schwer, dem Drang zu kaufen zu widerstehen. Analog zur Glücksspielsucht kann es notwendig und sinnvoll sein, die Geldverwaltung vorübergehend einzuschränken oder abzugeben. Häufig findet eine Verlagerung in das Kaufen von „Kleinigkeiten" statt. So wie bei Frau D, die während der Pandemie, als Beratung nur mit Maske möglich war, jede Woche mit einer andersfarbigen Maske bei mir saß, die i.d.R. farblich zur Kleidung passte.

BEISPIEL

Th: Mir fällt auf, dass Sie jede Woche mit einer anderen Maske hier sitzen, die in der Regel gut zu Ihrer Kleidung passt und ich habe mich gefragt,wie viele unterschiedliche Masken Sie wohl besitzen.
P: (überlegt) So ca. 20 Motive müssten es sein. Finden Sie das nicht normal?
Th: Es klingt so, als fühlten Sie sich da angegriffen, oder?
P: Ja irgendwie schon.

Th: Sie haben recht, ich finde das auffällig, so viele unterschiedliche Masken zu haben, vor allem, da Sie sich hier ja wegen einer Kaufsucht in Behandlung befinden.
P: Sie meinen, dass das was mit dem Kaufen zu tun hat?
Th: Könnte das so sein?
P: Ich denke nicht, denn ich kann mir das ja leisten, nicht so wie vorher, wo ich Sachen bestellt und mich verschuldet habe.
Th: Unter dem Aspekt, dass Sie sich nicht verschulden, haben Sie recht. Lassen Sie uns nochmal schauen was in Ihrem Ampel-Modell auf Rot steht.
P: Mmh. Sie meinen unnötige Einkäufe?
Th: Wenn Sie jetzt nochmal darüber nachdenken, kommt Ihnen die Anzahl der unterschiedliche Motive nun unnötig vor?
P: Ehrlich gesagt, habe ich das bisher so nicht gesehen. Aber ja.
Th: Nun, dann wäre es sinnvoll nun nochmal nachzuspüren, was Sie dazu verleitet hat, so viele unterschiedliche Masken zu kaufen.

Dies ist nur ein Beispiel dafür, wie sich das Kaufverhalten auf Kleinigkeiten verlagern kann, die erst einmal keinen finanziellen Schaden anrichten, bedeutungslos wirken und sich vor allem gut rechtfertigen lassen.

BEISPIEL

P: Ich habe mir eine Kapselmaschine gekauft. Die hat nur 100 EUR gekostet. Ich hatte früher schon eine gesehen und fand das praktisch, weil ich ja morgens nur einen Kaffee trinke.
Th: Es klingt so, als wollten Sie mich davon überzeugen, dass – obwohl Sie hoch verschuldet sind und aktuell Ihre Raten nicht tilgen können – die Kapselmaschine unbedingt nötig gewesen ist.
P: Mein Bekannter, der auch von der Kaufsucht weiß, hat auch schon gesagt, dass das unnötig sei.
Th: Der Hinweis Ihres Bekannten konnte Sie aber nicht abhalten.
P: Nein, ich habe trotzig reagiert, wollte mir das nicht nehmen lassen.
Th: In dem Moment wollten Sie sich da nicht reinreden lassen, Ihre Autonomie wahren, auch wenn Sie eigentlich ja Ihre Kaufsucht und die damit verbundenen Schulden gerne in den Griff bekommen würden.
P: Wahrscheinlich hätte ich doch besser auf meinen Bekannten hören sollen.
Th: Das wäre etwas, was Sie aus dieser Situation lernen und sich vornehmen könnten.

Bei einem anderen Patienten zeigte sich die Verlagerung im Kaufen von unnötigen und etwas teureren Lebensmitteln (z. B. höherwertiges Olivenöl o. ä.).

!

Die Patient:innen geraten leicht in Rechtfertigungsnöte. Dennoch ist eine Konfrontation mit dem beobachteten Kaufverhalten erforderlich, da sonst das alte Muster fortgeführt wird. Die Höhe der Ausgaben ist unerheblich! Wichtig ist, empathisch der Bedeutung der Käufe nachzuspüren, die dahinterliegenden Motive zu erkennen und aufzuarbeiten.

Bearbeitung der Bagatellisierungstendenzen

Ein Aspekt, der zu der zuvor beschriebenen Verlagerung zum Kaufen unnötiger *Kleinigkeiten* gehört – aber auch bei anderen Kaufwünschen eine große Rolle spielt – ist eine Bagatellisierungs- und Rechtfertigungstendenz wie folgendes Beispiel zeigt:

BEISPIEL

P: Also ich brauche zwei neue Sporthosen. Eine für etwas wärmere und eine für etwas kühlere Temperaturen. Das ist dann auch günstiger, beide zusammen zu kaufen.

Th: Sie meinen, es ist absolut notwendig, auch bei den aktuellen Temperaturen schon Vorsorge zu treffen und gleich eine weitere Hosen mitzubestellen.

P: Hm, wenn Sie das so sagen, klingt das, als wenn Sie der Meinung sind, dass das nicht nötig ist.

Th: Ich verstehe, dass Sie es so gewohnt sind. In Ihrem Verständnis, macht es durchaus Sinn, weil Sie es auf Dauer wohl brauchen und gleichzeitig dabei sparen können.

P: Genau, und was soll daran falsch sein?

Th: Ich habe den Eindruck, dass Sie sich vor mir rechtfertigen müssen und unnötigerweise hinterfragt fühlen.

P: Irgendwie schon, obwohl ich weiß, dass Sie mir nichts Böses wollen.

Th: Sie haben recht, dass ich Ihnen nichts Böses will und ich bedauere, dass Sie das so unter Druck setzt.

P: Ich weiß ja, dass Sie da Recht haben und fühle mich ertappt.

Th: Sie fühlen sich von mir ertappt und das ist unangenehm und auch etwas peinlich?

P: Ja, auch das. Immer wieder kommen Sie mir auf die Schliche.

Hier taucht dann ein weiterer, wichtiger Punkt auf, nämlich Schuld- und Schamgefühle, die in Zusammenhang mit dem Kaufverhalten auftreten.

Bearbeitung von Schuld- und Schamgefühlen

Da Kaufsüchtige analog zu anderen Suchterkrankten ihr Kaufverhalten nicht nur verheimlichen, sondern sich massiv verschulden und/oder das Geld von Angehörigen zum Kaufen einsetzen oder auch Beschaffungsdelikte unterschiedlichen Ausmaßes begehen, leiden die Betroffenen unter massiven Schuld- und Schamgefühlen. So wie bei Frau K, die, um die Sucht finanzieren zu können, mehrere Handyverträge abgeschlossen und die Handys dann verkauft hat, ohne die Verträge bezahlen zu können. Oder Herr P, der bei seinen Arbeitgebern Waren gestohlen hat. Die Schuld- und Schamgefühle können sich aber auch darauf beziehen, im Leben nichts geschafft zu haben.

BEISPIEL

Frau T hat im Alter von 21 Jahren begonnen, exzessiv zu kaufen. Sie habe ja – so berichtet sie – gutes Geld verdient, sodass sie sich dies zunächst auch habe leisten können. Zunächst sei sie in die Stadt gegangen, um dem Wunsch zu kaufen nachzugehen, später habe sie dann das Online-Kaufen für sich entdeckt. Frau T kauft wahllos Kleidung, technische Geräte und Zubehör, zum Teil für sich selbst, zum Teil als Geschenk für andere. Viele der Dinge, die sie kauft, trägt sie nicht. Im Alter von 24 Jahren beginnt sie, Kredite aufzunehmen, um der Sucht nachkommen zu können. Zu Beginn der Beratung ist sie 29 Jahre alt und hat Schulden in Höhe von rund 80.000 EUR, die sie in der Familie und vor Freunden verheimlicht hat. Da Frau T krankheitsbedingt weniger Geld zur Verfügung hat, kann sie die Raten nicht mehr bezahlen. In ihrer Not zieht sie zurück zu den Eltern, gibt ihre Selbstständigkeit auf. Hierunter leidet Frau T sehr und ist psychisch, aufgrund der daraus resultierenden Selbstvorwürfe, hoch belastet.

Bearbeitung des Geldmanagements und der Beziehung zum Geld

Kaufsüchtige haben – ähnlich wie Glücksspielsüchtige – häufig Schulden, sodass Schulden- und Geldmanagement wichtig sind. Zwar geht ihnen die Beziehung zum Geld nicht so stark verloren wie den Glücksspieler:innen, aber i. d. R. haben die Betroffenen keinen Überblick mehr über ihre Finanzen. Auch hier empfiehlt es sich, einen Haushaltsplan aufzustellen und mindestens über einen Zeitraum von drei Monaten ein Haushaltsbuch zu führen, um einen Überblick über die finanzielle Situation zu bekommen und ein Gefühl für das verfügbare Geld zu entwickeln. Bei vorliegender Überschuldung sollte zudem eine Schuldnerberatung miteinbezogen werden. Auch kann es hilfreich bzw. erforderlich sein, die Geldgeschäfte vorübergehend abzugeben oder eine gesetzliche Betreuung zu erwägen (Kap. 3.1 Selbstsperre).

BEISPIEL

Frau M hat über 60.000 EUR Schulden, die sie monatlich abträgt. In Folge eines Burn-out-Syndroms ist sie krankgeschrieben und bekommt Krankengeld, wodurch sie die Raten nicht mehr bedienen kann. Nach Ende des Krankenstatus bezieht sie Arbeitslosengeld und lebt damit am Existenzminimum. In der Beratung berichtet sie, rückfällig geworden zu sein. Sie habe sich unnötigerweise im Outlet Kleider gekauft, die sie aber eigentlich nicht benötige und sich auch trotz des reduzierten Preises nicht leisten könne.
Th: Sie sagen, dass Sie sich die Kleider nicht leisten können. War Ihnen dies im Moment des Kaufens bzw. beim Betrachten der Kleider bewusst?
P: Nein. Ich weiß nur, dass ich aufgrund des Krankengeldes zu wenig Geld habe. Einen genauen Überblick über meine Finanzen habe ich nicht. Ich kaufe einfach aus dem Impuls heraus, weil es ja günstig ist und ich es sonst so billig nicht wieder bekommen würde.
Th: In dem Moment sehen Sie nur den reduzierten Preis und haben Sorge, dass Sie das Angebot verpassen könnten.
P: Ja, gefühlt muss ich es dann haben.
Da Frau M keinen Überblick über ihre Finanzen hat, wird mit ihr das Erstellen eines Haushaltsplanes sowie das Führen eines Haushaltsbuches besprochen. Aufgrund der Überschuldung wird zudem die Kontaktaufnahme zur Schuldnerberatung empfohlen. Der Haushaltsplan wird innerhalb der Beratung besprochen und auch die Erkenntnisse aus dem Führen des Haushaltsbuches werden reflektiert.

6.5 Fallbeispiel Frau A

Frau A ist zu Behandlungsbeginn Mitte 40 und arbeitsunfähig. Sie leidet zusätzlich unter Depressionen, die bereits seit ca. 20 Jahren bestehen, weshalb sie schon mehrfach, sowohl ambulant als auch stationär, behandelt wurde. Sie ist fest angestellt und lebt in einer Beziehung. Die Kaufsucht wurde in keiner der vorausgegangenen Therapien erwähnt und war dementsprechend unbehandelt.

Biografischer Hintergrund

Frau A berichtet gemeinsam mit ihrem Bruder in geordneten Familienverhältnissen aufgewachsen zu sein. Sie habe eine behütete und liebevolle Kindheit gehabt. Die Mutter habe halbtags gearbeitet. Sie beschreibt die Mutter als emotional und tendenziell eher überbehütend. Das Verhältnis zu ihr sei gut gewesen.

Der Vater sei aufgrund seines Berufes oft weg gewesen. Auch zu ihm habe sie ein gutes Verhältnis gehabt. Er sei sehr lebensfroh.

In Bezug auf den Umgang mit Sexualität sei der Umgang im Elternhaus sehr offen gewesen. Frau A berichtet jedoch durchaus von Situationen, die für sie äußerst schambesetzt gewesen seien.

Des Weiteren beschreibt die Patientin eine massive Ehekrise der Eltern, in der sie vermittelnd aufgetreten sei.

Ihre ersten Beziehungserfahrungen zu Männern seien sehr negativ gewesen. Sie habe Demütigungen erlebt und habe diese ertragen. Die Trennungen seien meistens von den Männern ausgegangen.

Mit dem aktuellen Partner sei sie seit über 10 Jahren zusammen. Bei diesem habe sie zwar das Gefühl geborgen zu sein, aber sie bedauere, dass er nicht richtig zu ihr stehe, sich oft nicht hinter sie stelle.

Die Patientin hat mit Anfang zwanzig begonnen zu studieren, das Studienfach dann gewechselt. Sie liebt ihren Job, ist aber bereits seit einem halben Jahr arbeitsunfähig. Seit ca. 3 ½ Jahren befindet sie sich aufgrund von Depressionen in psychotherapeutischer und medikamentöser Behandlung.

Die Mutter habe früher unter psychischen Störungen gelitten. Früh habe Frau A gelernt, Stimmungen zu lesen, sich anzupassen, sich Kummer anderer anzuhören und ihre eigenen Wünsche und Bedürfnisse hintanzustellen. In der Pubertät erlebte sie sich selbst als hässlich und unattraktiv und als Vermittlerin zwischen den Eltern. Kaufen habe auch schon bei den Eltern eine besondere Rolle gespielt. Teure Uhren z. B. seien die Leidenschaft des Vaters.

Der erste Partner demütigt sie und verlässt sie am Ende für eine andere Frau. Zwei Jahre später erfolgt die erste Behandlung aufgrund von Depressionen, es folgen weitere. Das Kaufen thematisiert Frau A in keiner der Behandlungen. Sie kauft exzessiv Kleidung, Schuhe, Uhren etc. und verschuldet sich massiv. Erst nach einem Burn-out macht sie das Kaufen gegenüber der Psychiaterin offen, die sie an unsere Einrichtung vermittelt.

Sie lebt in einer Partnerschaft, die ihr zwar einerseits Halt gibt, auf der anderen Seite aber unbefriedigend ist, da der Partner wenig spricht und Sexualität schon länger nicht mehr stattfindet. Nach außen werden die Probleme (so wie in der Herkunftsfamilie auch) nicht gezeigt, sondern durch Leistung und ein äußerlich perfektes Erscheinungsbild überdeckt. Frau A kauft nahezu täglich, verschuldet sich, verheimlicht dies vor dem Partner, den Eltern und Freunden.

Suchtanamnese

Das exzessive Kaufen beginnt in der erniedrigenden und demütigenden ersten Beziehung. Auch in der anschließenden Beziehung wird Frau A nicht glücklich und setzt das Kaufen weiterhin kompensatorisch ein. Nach der Trennung lernt sie ihren späteren Partner kennen. Die Beziehung erhält einen Bruch, als der Partner sich innerhalb eines Konfliktes mit einem befreundeten Paar nicht eindeutig zu ihr bekennt. In der Folge leben beide eher wie Freunde miteinander. Das Thema Sexualität wird ausgeblendet. Frau A kompensiert dies durch exzessives Kaufen, das sie sich zunächst aufgrund des guten Gehalts auch noch leisten kann. Doch zunehmend reicht dieses nicht aus und Frau A muss Kredite aufnehmen, um ihre Kaufsucht finanzieren zu können. Trotz Verschuldung gelingt es ihr nicht, weniger zu kaufen. Am Ende besitzt Frau A u. a. dreihundert Paar Schuhe, zweihundert Blusen und zahlreiche teure Uhren und Taschen. Die Schulden belaufen sich auf über 50.000 EUR.

Inkongruenz- und Beziehungskonstellation

Frau A wächst in einem liebevollen, aber auch überfürsorglichen und übergriffigen Elternhaus auf. Intern haben die Eltern massive Konflikte. Die Mutter hält dies aus, leidet aber unter psychischen Störungen. Früh lernt Frau A, dass man Probleme nicht nach außen trägt. Die Eltern wissen zudem alles besser, sind wenig einfühlend, was sich insbesondere in der Pubertät zeigt, als die Eltern den Wunsch nach Intimität ignorieren. Des Weiteren sind die Probleme der Eltern bedeutsamer als die der Tochter, und Frau A übernimmt früh die Rolle einer Mediatorin.

Eigene Wünsche und Bedürfnisse sind denen der Eltern (und später denen der Partner) unterzuordnen. Anerkennung ist in hohem Maße vom sich Anpassen an die Stimmung der Eltern abhängig, und nach außen hin gilt es, den Schein zu wahren, ein *perfektes Bild* abgeben.

Sekundäre Inkongruenzen

Aufgrund des hohen und unerreichbaren Selbstideals entwickeln sich Depressionen, die zu Antriebsarmut und Arbeitsunfähigkeit führen. Es entsteht so eine Inkongruenz zwischen dem Anspruch, eine gute Kollegin zu sein und der Situation instabil, arbeitsunfähig und somit unzuverlässig zu sein.

Weiterhin besteht eine Inkongruenz zwischen dem Anspruch vernünftig, überlegt und kontrolliert zu handeln, dem das impulsive und unvernünftige Kaufverhalten gegenübersteht.

Selbstkonzept

Im Selbstkonzept ist ein perfektionistischer Leistungsanspruch verankert (hohes Selbstideal), der einem überkritischen, negativen Selbstbild gegenübersteht. Auch ist das Selbstkonzept auf Harmonie und Selbstlosigkeit ausgerichtet. Abgewehrt oder verzerrt symbolisiert werden müssen Wünsche nach Abgrenzung und Autonomie. Das Selbstkonzept ist geprägt von der Annahme, Anerkennung durch Anpassung und Leistung zu bekommen. Gelingt dies nicht, wird Inkongruenzerleben spürbar.

Als aktuelle Lebensereignisse, in denen die Inkongruenz spürbar wird, sind die jeweiligen Partnerschaften zu nennen, in denen sie sich unterordnet, die gewünschte Anerkennung und Akzeptanz aber nicht bekommt.

Funktionalität des Kaufens

Das exzessive Kaufen dient der Steigerung des Selbstwerterlebens, also einer (kurzfristigen) Selbstaufwertung sowie der Abwehr von negativen Gefühlen und Autonomiebestrebungen.

Die parallel entwickelte Depression wird durch das exzessive Kaufverhalten aufrechterhalten.

Ampelmodell

Rot:

- impulsives und unnötiges Kaufen
- Kaufen von Dingen, die ich mir nicht leisten kann (Verschuldung)
- Kaufen von Beautyprodukten, die nicht benötigt werden
- Kaufen, um negative Gefühle zu verdrängen oder um mich zu belohnen

Gelb:

- Tausch- und Kaufbörsen wie eBay, Kleiderkreisel etc. besuchen oder dort verkaufen
- Einkäufe im Drogeriemarkt
- Aktivitäten auf Internetforen

Grün:

- notwendige und abgesprochene Einkäufe

Therapieziele

- kontrolliertes, nicht impulsives Kaufverhalten
- Verbesserung der Arbeitsfähigkeit
- Besserer Umgang mit Stress
- Reduktion der depressiven Phasen
- Ausgeglichenheit zwischen Belastung und Freude am Arbeitsplatz
- Aufbau eines sozialen Lebens
- Verbesserung der Auseinandersetzungs- und Konfliktfähigkeit

Behandlungsverlauf

Als ich Frau A kennenlernte, war sie sehr gut gekleidet und geschminkt. Nagellack, Lippenstift, Schmuck und Kleidung waren perfekt aufeinander abgestimmt und alles sah nahezu neuwertig aus. Frau A hatte Depressionen, weshalb sie sich auch in psychiatrischer Behandlung befand. Sie war arbeitsunfähig und es war geplant, die Wochenarbeitszeit zu reduzieren. Einer Wiedereingliederung sah sie mit Schrecken entgegen.

Frau A kam gut in den Kontakt und war äußerst verbindlich. Zu den vereinbarten Terminen erschien sie (dem Selbstkonzept entsprechend) überpünktlich. Sie handelte sehr rational und hatte wenig Zugang zu ihren Gefühlen.

In Bezug auf das Kaufen hatte sie keinerlei Schutzmechanismen, verfügte also über ihr Geld und hielt sich auch in einschlägigen Foren auf. Es gelang ihr zu Beginn nicht, das Kaufen ganz einzustellen. Frau A verkaufte auch Kleidungsstücke und Schuhe, nutzte den erzielten Gewinn jedoch nicht dazu, ihre Schulden zu regulieren, sondern um neue Käufe zu tätigen. Mit Frau A wurden Schutzmaßnahmen besprochen, wovon sie zunächst ein Limit des

Überziehungsrahmens des Girokontos umsetzte, was ihr half, weniger zu kaufen. Auch meldete sie sich von einschlägigen Foren ab.

Die Partnerschaft war schon seit Jahren dadurch gekennzeichnet, dass beide wenig miteinander redeten, schon gar nicht über Gefühle. Frau A hatte es aufgegeben und dem Partner schien es nicht wichtig zu sein. Nach fast zwanzigjährig bestehender Kaufsucht und langjähriger Depression, war er dennoch ihr *Rückhalt* geworden, auf den sie sich verlassen konnte und der ihre Erkrankung mittrug.

Als der Partner bei einem Unfall schwer verletzt wurde, kam bei Frau A tiefe Trauer über verlorene Lebenszeit auf sowie massive Schuldgefühle dem Partner gegenüber, der es in der langjährigen Beziehung aufgrund ihrer Erkrankungen so schwer mit ihr gehabt hatte. Frau A tat nun alles, um ihn bei der Heilung zu begleiten und opferte sich sehr auf.

In dieser Therapiephase, in der Frau A extrem mit sich haderte, weil sie Sorge hatte, es nicht richtig zu machen, nicht genug für den Partner da sein zu können, benötigte sie ein (geduldiges) Anerkennen und Ermutigen. Einerseits ging es darum, die eigenen Grenzen, aber auch das eigene Tempo zunehmend akzeptieren zu können, andererseits darum, die vorhandenen Kräfte schonend einzusetzen. Die therapeutische Beziehung war auch deshalb von besonderer Bedeutung, da sie in dieser Phase auch den nun nicht mehr vorhandenen *Rückhalt durch die Partnerschaft* ersetzen musste. Das Kaufen spielte dahingehend eine Rolle, dass es Frau A in dieser Phase nicht gelang, ihre eigenen Wünsche und Bedürfnisse zu wahren, also eigene Autonomiebestrebungen dem Pflichtgefühl, für den Partner da sein zu müssen, unterordnete. Auch überdeckte das Kaufen ihre Hoffnungslosigkeit in Bezug auf die vollständige Genesung des Partners und ihre Ängste, allein auf sich gestellt zu sein.

BEISPIEL

P: Ich finde das Leben ist ungerecht. Mein Partner hat diesen Unfall nicht verdient. Ich müsste an seiner Stelle sein.

Th: Sie empfinden es als gerechter, wenn Sie an seiner Stelle wären.

P: Ja. Ich habe meinem Partner die Jahre über so viel Sorgen gemacht, jetzt bedauere ich, nicht mehr schöne Zeiten mit ihm erlebt zu haben.

Th: Das Kaufen und auch die Depressionen haben viel Kummer in die Beziehung gebracht und auch verhindert, dass Sie beide mehr schöne Zeiten erlebt haben.

P: Darum muss ich jetzt jeden Moment mit ihm nutzen und auch für ihn da sein.

Th: Das hat jetzt oberste Priorität.

P: Ich möchte so gerne etwas zurückgeben, das bin ich ihm schuldig, weil er immer für mich dagewesen ist.

Th: Das könnten Sie sich nicht verzeihen, wenn Sie in dieser Situation nicht alles für ihn tun würden, auch wenn Sie spüren, dass Sie das sehr erschöpft.
P: Ja, manchmal spüre ich, wie viele Pflichten da jetzt auf mir lasten, aber dann denke ich: Stell dich nicht so an, das bisschen muss zu schaffen sein.
Th: In solchen Momenten hat die Erschöpfung gar keinen Raum, weil Sie das Gefühl haben, dass diese Pflichten zu schaffen sein müssen.
P: Ja, das erwarte ich schon von mir.
Th: Es ist ein echtes Dilemma: Einerseits ist da das Gefühl, alles für Ihren Mann tun zu müssen, andererseits spüren Sie auch die Erschöpfung und ich frage mich, wie Sie mit diesem Druck umgehen, der da auf Ihnen lastet.
P: (schaut mich nicht direkt an). Sie haben da einen wunden Punkt getroffen. Im Moment gelingt es mir nicht, nicht zu kaufen.
Th: Aktuell hilft Ihnen das Kaufen diesen Druck, die Erschöpfung und auch die damit verbundene Hoffnungslosigkeit nicht spüren zu müssen.
P: (weint). Ja. Und auch dafür mache ich mir Vorwürfe, weil ich Ihren Erwartungen nicht entspreche.

In dieser Phase dominierten zunächst Schuldgefühle und im Hintergrund Verlustangst und Hoffnungslosigkeit. Die therapeutische Beziehung gab Frau A den notwendigen Halt und sie lernte zunehmend zu ihrem Tempo, aber auch zu ihren Gefühlen zu stehen. Sie akzeptierte langsam, in dieser Krisensituation erschöpft zu sein und sich *Auszeiten* nehmen zu dürfen und auch, dass Rückfälle zum Krankheitsbild gehören und dass sie deshalb keine schlechte Patientin ist, die die Erwartungen des Therapeuten nicht erfüllen kann. Sie korrigierte die Erwartungen an sich selbst, sodass das Selbstideal von weniger perfektionistischen Ansprüchen geprägt und somit besser erreichbar war.

Hiervon profitierte Frau A u. a. auch bei dem späteren Wiedereinstieg in den Beruf.

BEISPIEL

P: Immer wieder überkommt mich panische Angst, nicht ausreichend vorbereitet zu sein. Dann stehe ich mit Kopfschmerzen auf dem Parkplatz und denke, ich schaffe das einfach nicht.
Th: Diese Angst zu versagen ist einfach immer vorhanden.
P: Ich will gute Arbeit machen und nicht so schlecht vorbereitet sein wie manch anderer Kollege.
Th: Diesen Anspruch an sich, den wollen Sie in jedem Fall erfüllen.
P: Aber ich will auch nicht meine Lebensqualität verlieren und dass, so wie früher, die Arbeit mein Leben dominiert.

Th: Das spüren Sie jetzt ganz genau, wie wichtig es Ihnen ist, die Balance zwischen Freizeit und Vergnügen einerseits und dem Aufwand, den es für die Arbeit benötigt, zu halten. Das ist sozusagen auch eine wichtige Erkenntnis, die Sie aus dem Burn-out gezogen haben.
P: Ja, wenn da nicht diese Panik wäre ...
Th: Die Panik, die auftaucht, weil Sie Sorge haben, nicht gut genug vorbereitet zu sein.
P: Eigentlich mache ich schon genug.
Th: Wenn Sie jetzt darüber nachdenken, bereiten Sie sich schon ausreichend vor, aber Sie sind da sehr kritisch mit sich selbst.
P: Bis jetzt ist es eigentlich auch ganz gut gegangen.
Th: Wie geht es Ihnen mit der Erkenntnis, dass es, so wie Sie vorbereitet sind, bis jetzt ganz gut gegangen ist.
P: Das fühlt sich schon gut an und stärkt mein Selbstvertrauen.

Hatte Frau A sich früher stundenlang auf ihre Arbeit vorbereitet und war mit Kopfschmerzen zur Arbeit gefahren, so grenzte sie sich nun besser ab, spürte, dass sie sich auch auf ihre Erfahrungen und Routinen verlassen konnte, was die Ausfallzeiten und depressiven Phasen deutlich reduzierte.

Mit dem neu gewonnenen Selbstvertrauen und der gesteigerten Selbstakzeptanz gelang ihr der Prozess der Neuorientierung. Das unkontrollierte, impulsive Kaufen stellte sie vollständig ein.

Ein langandauerndes Thema blieben jedoch die Schuldgefühle dem Partner gegenüber.

BEISPIEL

P: Immer wieder mache ich mir Vorwürfe, nicht früher etwas gegen meine Kaufsucht unternommen zu haben. So viel Zeit haben wir verloren und nichts Schönes gemeinsam unternommen.
Th: Ohne Ihre Kaufsucht hätten Sie eine viel schönere Zeit mit Ihrem Partner haben können, was Sie sich zum Vorwurf machen.
P: Ich war ja auch in Behandlung, aber meine Kaufsucht habe ich immer verheimlicht.
Th: Und das bereuen Sie nun.
P: Ja, irgendwie schon.
Th: Das klingt, als gäbe es da noch ein aber.
P: Ich habe ja schon immer wieder versucht, mit ihm zu reden. Aber reden war nicht so sein Ding.
Th: Und so haben Sie beide die Situation ausgehalten.

P: Ich war schon sehr enttäuscht, dass er in vielen Bereichen nicht richtig zu mir gestanden hat.
Th: Das hat Sie sehr verletzt.
P: (weint). Ich habe auch oft aus Frust gekauft, einfach um mir etwas Gutes zu tun.
Th: Das Kaufen hat Ihnen geholfen, Ihre Unzufriedenheit und Enttäuschung in der Beziehung nicht so sehr spüren zu müssen.
P: Nach außen hat immer alles gut ausgesehen. Alle haben gedacht, dass wir ein perfektes Paar sind.
Th: Das war Ihnen wichtig, dass nach außen alles gut aussieht, und niemand mitbekommt, wie es Ihnen wirklich geht.

In dieser Phase gelang es (behutsam) die Idealisierung des Partners zu bearbeiten und unterdrückte Gefühle – in diesem Fall vor allem die Wut, aber auch Enttäuschung – zu fokussieren. Des Weiteren konnte ein Zusammenhang zwischen den unterdrückten Gefühlen, Wünschen und Sehnsüchten und dem pathologischen Kaufen herausgearbeitet werden, sodass Frau A nicht nur ihre Selbstempathie steigerte, sondern auch erkannte, wie sie über Jahre versucht hatte, nach außen ein perfektes Bild aufrechtzuerhalten, in dem niemand ihre innere Unzufriedenheit sehen konnte.

Frau A erkannte auch, dass sie das Lebensmodell der Eltern wiederholt hatte, in dem sie – trotz Unzufriedenheit – in der Beziehung geblieben war und so, wie die Mutter, Krankheiten entwickelt hatte. Diese Entwicklung half Frau A, in der Beziehung besser auf sich zu achten, sich abzugrenzen, eigene Wünsche zu formulieren und damit kongruenter zu sein.

Dies konnte Frau A auch in ihren Beruf übertragen. Die ursprünglich geplante Reduktion ihrer Arbeitszeit wurde überflüssig und Frau A konnte sich sogar vorstellen, wieder voll zu arbeiten.

Das vollständige *Getragensein* in der therapeutischen Beziehung, aber auch in der Therapiegruppe, stabilisierte sie und sie entwickelte Selbstsicherheit und Selbstvertrauen.

Frau A hatte ihre Kaufsucht bewältigt und arbeitete wieder. Die Depressionen klangen vollständig ab. Die Ansprüche an sich selbst blieben zwar erhöht, aber Frau A gelang es, besser damit umzugehen. Gelegentliche Krankheitsausfälle konnte sie sich zwar schlecht verzeihen, weil dies immer wieder die Angst hervorrief, eine unzuverlässige Kollegin zu sein. Im Gegensatz zu früher achtete Frau A allerdings auf sich und blieb, wenn nötig, zu Hause.

Auch innerhalb der Beziehung gelang es ihr, ihre Wünsche und Bedürfnisse zu formulieren und so eine befriedigende Partnerschaft zu führen. Hierdurch konnte sie auch die beschriebenen Schuldgefühle gegenüber dem Partner abbauen, mit dem sie die Zeit nun sinnvoll und befriedigend verbrachte.

Frau A erreichte ihre Therapieziele, war sich aber bewusst, immer wieder gut darauf achten zu müssen, nicht in alte perfektionistische Ansprüche an sich selbst zu verfallen.

7 Gruppentherapie

Viele Patient:innen stehen einer Gruppentherapie zunächst skeptisch gegenüber. Sie fühlen sich unsicher und befürchten bewertet zu werden. Sie haben Angst, sich anderen gegenüber zu öffnen und sie schämen sich dafür, so viel Geld verspielt, unnötig ausgegeben oder Jahre ihres Lebens vor dem PC verbracht zu haben und in der eigenen Wohnung verwahrlost zu sein. Gerade auch für Patient:innen, die sehr im muslimischen Glauben verwurzelt sind, kann die Gruppe nahezu unvorstellbar sein, da Probleme nicht nach außen getragen, sondern in der Familie gelöst werden.

Eher sozialphobische Klient:innen können sich oft gar nicht vorstellen, an einer Gruppe teilzunehmen und sich dieser zu öffnen. Es gibt also zahlreiche Widerstände, die es zu überwinden gilt. Auf der anderen Seite sprechen auch viele Argumente für eine Gruppentherapie, wie Yalom (2003) in seinem Lehrbuch zur Theorie und Praxis der Gruppenpsychotherapie ausführlich erläutert. Er benennt elf primäre therapeutische Faktoren die in einer Gruppe wirksam werden:

1. Hoffnung einflößen
2. Universalität des Leidens
3. Mitteilung von Informationen
4. Altruismus
5. Korrigierende Rekapitulation der primären Familiengruppe
6. Entwicklung von Techniken des mitmenschlichen Umgangs
7. Nachahmendes Verhalten
8. Interpersonales Lernen
9. Gruppenkohäsion
10. Katharsis
11. Existenzielle Faktoren (Yalom 2003)

Die Gruppe bietet demnach therapeutische Möglichkeiten, die in Einzelgesprächen nicht oder nur ansatzweise vorhanden sind. Psychische Störungen und Süchte im Allgemeinen – und Verhaltenssüchte im Besonderen, weil nach außen meistens nicht sichtbar – führen häufig zu sozialem Rückzug, Isolation und zur Selbstabwertung. In einer Gruppe zu erleben, mit dem Problem nicht alleine zu sein und dass andere Ähnliches erleben/durchleben und ähnliche Gedanken und Gefühle haben, stellt an sich schon eine deutliche Erleichterung dar. Zu dieser trägt auch bei, über die Sucht und damit über zum Teil irrationale Gedanken, wie beispielsweise „durch wiederholtes Glücksspiel, die Schulden regulieren zu wollen“ oder den „Avatar und die damit verbundenen Abenteuer, interessanter zu finden als die reale Welt“ sprechen zu können, ohne dafür Unverständnis, sondern im Gegenteil Mitgefühl und Anteilnahme zu erhalten. Mit anderen „in einem Boot zu sitzen“ entlastet und motiviert zugleich.

In der Gruppe lassen sich zahlreiche (neue) zwischenmenschliche Erfahrungen machen, die ein besseres Verständnis der eigenen Lebensgeschichte, aber auch der eigenen Handlungen und Haltungen sowie der Wirkung auf andere ermöglichen.

Ehrliche Rückmeldungen zur eigenen Person zu bekommen, trägt dazu bei, Menschen wieder vertrauen zu können und die eigenen Fähigkeiten im Kontakt zu anderen zu verbessen. Die Gruppe ist ein gutes Übungsfeld, positive wie auch negative Gefühle anderen gegenüber äußern zu können und verbessert so nicht nur die Auseinandersetzungs- und Konflikt-, sondern auch die Beziehungsfähigkeit. Eine gut „arbeitende Gruppe“ ist ein wichtiger Beitrag dazu, die soziale Isolation zu verlassen und wieder zufriedenstellendere Beziehungen zu führen.

Info- und Motivationsgruppe

Wir haben in unserer Einrichtung eine Info- und Motivationsgruppe etabliert, die der eigentlichen Rehabilitation vorausgeht, psychoedukativ gestaltet ist und insgesamt sechs Gruppenabende umfasst. Wir haben diese Gruppe als geschlossene Gruppe konzipiert, d.h. dass allenfalls zur zweiten Sitzung noch jemand neues dazukommen kann, ab diesem Zeitpunkt bleibt die Gruppe bis zum Ende zusammen. Wir realisieren damit Verlässlichkeit für die Gruppenteilnehmer:innen. Bereits nach der ersten Sitzung sind die Teilnehmenden meistens total überrascht und angetan. Es entlastet sie, mit ihrem Problem nicht alleine zu sein und dass es anderen ähnlich geht wie ihnen selbst. Dies hilft, eigene Schuld- und Schamgefühle abzubauen und der Selbstabwertung entgegenzuwirken.

Nach Abschluss der Info- und Motivationsgruppe erfolgt der Wechsel in die Therapiegruppe. Dadurch, dass die neuen Gruppenmitglieder bereits wichtige Grundinformationen erhalten haben, wiederholen sich für die Therapiegruppe so nicht immer grundlegende Fragen von neuen Teilnehmenden. Ein weiterer Vorteil ergibt sich daraus, dass sich Patient:innen, die neu aufgenommen werden, dann zum Teil bereits kennen und nicht allein neu in eine Gruppe kommen.

7.1 Personzentrierte Gruppentherapie

Die Gruppe kann einerseits dazu dienen, ein einzelnes Gruppenmitglied zu behandeln (Finke 2004), so wie dies z. B. bei der Bearbeitung eines Rückfalls oder eines spezifischen Anliegens geschieht, oder aber es erfolgt eine Therapie durch die Gruppe, was bedeutet, dass hier die Interaktion der einzelnen Gruppenteilnehmer:innen untereinander eine entscheidende Rolle einnimmt. Jedes einzelne Gruppenmitglied mit seinen spezifischen Beziehungserwartungen und seiner spezifischen Art der Interaktion, beeinflusst die anderen Gruppenteilnehmenden, wodurch die individuelle Persönlichkeitsproblematik und Inkongruenzkonstellation sichtbar wird (Finke 2004). Im Gegensatz zu Einzelgesprächen sind innerhalb einer Gruppentherapie deutlich mehr Beziehungs- und Interaktionserfahrungen möglich, worauf auch Eckert (2006) hinweist.

Wie schon aufgezeigt wurde, ist ein Kennzeichen von Suchterkrankungen die zunehmende soziale Isolation – die sicher bei den Gamer:innen am ausgeprägtesten ist – aber auch die Angst, sich zu zeigen, weshalb Gruppentherapie für diese Patient:innen besonders indiziert ist.

Finke (2004, 154) benennt unter Bezugnahme auf Yalom folgende Wirkfaktoren personzentrierter Gruppentherapie:

- „Getragensein von einer Gemeinschaft der Leidensgefährten (‚Universalität des Leidens').
- Anerkennung der Selbstexploration durch die empathische Gruppengemeinschaft.
- Mitpatienten als Kotherapeuten, dadurch Vielfalt der Verstehensangebote.
- Korrektur von dysfunktionalen Interaktionsmustern durch konstruktive Beziehungsangebote.
- Erleben und Verstehen der eigenen Interaktionsmuster im Spiegel der anderen.
- Klären und korrigieren von irrealen Beziehungserwartungen durch vielfältige Resonanz der anderen.
- Verbesserung der Problemlösekompetenz durch Auseinandersetzung mit Problemlösungsmustern der anderen."

In einer ambulanten Gruppentherapie kommen die Teilnehmenden zunächst aufgrund ihrer Sucht oder ihres suchtähnlichen Verhaltens in die Gruppe. Wie bereits beschrieben liegen zum Teil auch weitere komorbide Störungen vor. Bei der Zusammensetzung von Gruppen gilt allgemein, dass die Teilnehmenden am meisten profitieren, wenn die Gruppe möglichst heterogen zusammengesetzt ist und für jedes Gruppenmitglied ein „Spiegelbild", also eine Person mit ähnlichen Problemen vorhanden ist. Andererseits ist es wichtig, dass auf Homogenität in Bezug auf die Ich-Stärke bzw. Verletzlichkeit der Patient:innen geachtet wird (Yalom 2003). Ein:e einzelne:r Gamer:in profitiert deshalb nur bedingt in einer Gruppe von Glücksspielsüchtigen und umgekehrt. Gleiches gilt natürlich auch für die anderen beschrieben Störungsbilder und auch in Bezug auf Alter und Geschlecht. Es ist im Einzelfall also abzuwägen, welche Gruppenkonstellation gegeben ist und ob neu aufzunehmende Patient:innen, wie aber auch die Gruppe, von der Neuaufnahme profitieren.

In Bezug auf die zuvor beschriebenen Störungsbilder ist z. B. gut zu überlegen, inwieweit Männer, die wegen ihrer Sexsucht und/oder ihres exzessiven Pornokonsums in die Behandlung kommen, gemeinsam mit Frauen in einer Gruppe behandelt werden können, insbesondere wenn diese Missbrauchs- oder Gewalterfahrungen durch Männer erlebt haben.

Es ist die Aufgabe der Gruppentherapeut:innen, einen Rahmen zu schaffen, der es allen Teilnehmenden möglich macht, sich – so angstfrei wie möglich – öffnen zu können und so eine Selbstexploration zu fördern.

Ein weiterer wesentlicher Faktor ist die Gruppenatmosphäre, also das Klima der Gruppe. Hierfür ist der:die Gruppentherapeut:in verantwortlich, der:die diese durch die eigene Haltung und Rückmeldungen prägt (Bensel 2012; Finke 2004). Eine personzentrierte Haltung hilft der Gruppe ganz wesentlich, sich in dieser wohl zu fühlen und sich öffnen zu können. Die Erfahrung sich in der Gruppe verstanden zu fühlen, sich nicht für sein süchtiges und oft irrationales Verhalten erklären zu müssen, stellt einen hilfreichen Gegenpol zu dem häufig erlebten Unverständnis der Umwelt (Familie, Freund:innen etc.) dar, die das süchtige Verhalten oft kaum oder gar nicht nachvollziehen und verstehen können oder auch wertend darauf reagieren („hör doch einfach auf, das kann doch nicht so schwer sein", „wie kann man so blöd sein, sein ganzes Geld zu verspielen", „hast du nicht schon genug Kleider im Schrank, so viele Klamotten kannst du doch gar nicht anziehen"). Der wertschätzende und akzeptierende Umgang miteinander trägt dazu bei, sich selbst besser annehmen zu können, im Gegensatz zu der sonst vorherrschenden Selbstabwertung und hilft auch, Schuld- und Schamgefühle abzubauen.

Eine empathische, wertschätzende, aber auch kongruente Gruppenatmosphäre ist auch im Hinblick auf Suchtdruck sowie Rückfälle und deren Aufarbeitung von großer Bedeutung. Rückfälle offen zu machen, ist in der Regel mit dem Gefühl der Scham und auch der Selbstabwertung verbunden, weshalb diese häufig verschwiegen werden. Machen die Patient:innen in der Gruppe die Erfahrung, für den Rückfall nicht verurteilt zu werden und erleben sie, wie die Gruppe sich einfühlt und versucht, die Hintergründe dazu herauszuarbeiten sowie nach Lösungen zu suchen, wie der:die Betroffene in Zukunft anders damit umgehen kann, so trägt dies ganz wesentlich dazu bei, Ängste vor Rückfällen abzubauen und diese eher als zum Prozess dazugehörig zu verstehen, der notwendig ist, um eine dauerhafte Abstinenz zu erreichen.

Kongruenz kann bei Rückfällen helfen, durch die Gruppenteilnehmenden auch kritische Rückmeldung, z. B. im Hinblick auf noch „offene Hintertüren" zu erhalten, ohne für diese verurteilt zu werden. Kongruenz hilft weiterhin bei Rückmeldungen zur eigenen Person. Wie wirke ich auf die anderen? Was schätzen diese an mir und was schätzen sie weniger? Eine Therapiegruppe ermöglicht so Rückmeldungen, wie sie außerhalb oft nicht zu bekommen sind und trägt damit zur Selbstempathie, Selbstakzeptanz und Selbstkongruenz bei.

7.2 Die unterschiedlichen Lebenswelten von Glücksspielsüchtigen und Gamer:innen

Wie bereits aus der Beschreibung der einzelnen Störungsbilder hervorgegangen ist, sind die Ausgangssituationen sowie die Folgen der einzelnen Störungsbilder zwar zum Teil zu vergleichen, zum anderen aber auch recht unterschiedlich (Abb. 7.1).

Ich möchte dies am Beispiel der Glücksspielsucht und des Gamings verdeutlichen.

Gamer:innen stellen die jüngste Gruppe der beschriebenen Störungsbilder dar, sie sind im Durchschnitt ca. 10 Jahre jünger als die Gruppe der Glücksspieler:innen. Gamer:innen haben häufig keine abgeschlossene Berufsausbildung, arbeiten seltener, leben deutlich isolierter, haben i. d. R. selten eine Partnerschaft, prokrastinieren und kommen mit Entwicklungsdefiziten in die Behandlung (Kap. 4.1 Transition). Die Behandlung verläuft langsam und kleinschrittig. Gamer:innen haben häufiger Mobbingerfahrung und sind dementsprechend vorsichtig in der Beziehungsgestaltung.

Demgegenüber sind die Glücksspieler:innen eher leistungsorientiert, kontaktfreudig, haben eine Berufsausbildung, sind berufstätig und darin oft auch sehr erfolgreich, haben oft eine Beziehung und/oder eine Familie. Sie sind in ihrem Denken und Handeln eher schnell. Auch unterscheiden sie sich in den komorbiden Störungen. So kommen soziale Phobien sowie die ängstlich-vermeidende Persönlichkeitsstörung und auch die Aufmerksamkeitsdefizit/

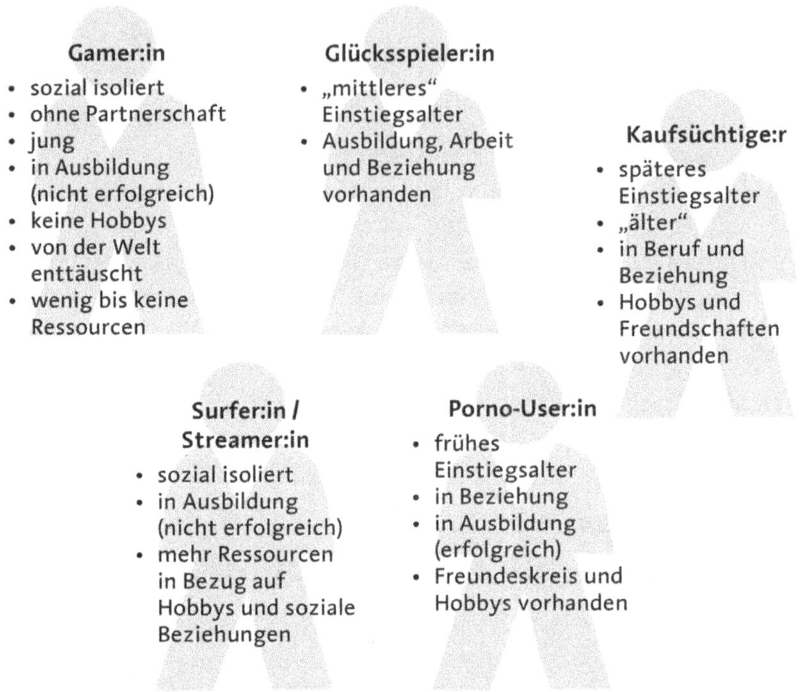

Abb. 7.1: Unterschiedliche Lebenswelten der einzelnen Störungsbilder

Hyperaktivitätsstörungen bei den Gamer:innen deutlich häufiger vor (Schuhler et al. 2013).

Ein weiterer Unterschied besteht darin, dass Glücksspielsucht überwiegend nach dem Abstinenzprinzip behandelt wird, während dies beim Gaming weniger eindeutig ist. Hier entscheiden sich ca. 50 % der Betroffenen für eine Abstinenz, die anderen für ein kontrolliertes Nutzungsverhalten und können dies auch umsetzen.

Dies führt innerhalb der Gruppe zu sehr unterschiedlichen Themen, in die sich die jeweils anderen nur schwer oder gar nicht hineinversetzen können, was zu Unverständnis auf beiden Seiten führen kann. So können Glücksspieler:innen oft nicht nachvollziehen, dass das Abstinenzprinzip nicht für die Gamer:innen gilt oder dass diese immer wieder Dinge aufschieben, wie z.B. die Wohnung aufzuräumen, sich zu bewerben, oder Schwierigkeiten haben, morgens rechtzeitig aufzustehen.

BEISPIEL

Gamer (ängstlich-vermeidend): Am Wochenende habe ich mich nicht getraut, einen Nachbarn zum Fußball schauen einzuladen. Ich habe gedacht, ich werde ihn stören. Ich habe hin und her überlegt, es dann auch gelassen. Ganz überraschend kam dann eine Mail von ihm, in der er mich eingeladen hat.

Glücksspieler (eher narzisstisch strukturiert): Verstehe ich nicht, was soll denn da passieren?

Während man mit dem o. g. Beispiel noch gut arbeiten kann, wird es schwierig, wenn Empathie vollständig verloren geht und sich die Glücksspieler:innen solidarisieren und ihr Unverständnis, z. B. dem immer wiederkehrenden prokrastinierenden Verhalten gegenüber zum Ausdruck bringen.

BEISPIEL

Gamer (der sich seit Wochen vorgenommen hat, Bewerbungen zu schreiben): Letzte Woche habe ich es wieder nicht geschafft, mich zu bewerben. Ich hatte es mir fest vorgenommen, dann aber festgestellt, dass ich keine Bewerbungsfotos habe.

Glücksspieler (mit genervter Stimme): Ich kapier das einfach nicht. Seit Wochen kommst du mit demselben Thema und findest immer neue Gründe, es nicht anzupacken. Ich denke, du bist hier falsch, du gehörst in eine Klinik.

Aufgrund der sehr unterschiedlichen Lebenswelten, vor allem aber auch im Hinblick auf die Verletzlichkeit der Gamer:innen – die diese aufgrund zahlreicher negativer Beziehungserfahrungen mitbringen – kann es sehr schwierig sein, Glücksspieler:innen und Gamer:innen gemeinsam in einer Gruppe zu behandeln, da die Homogenität in Bezug auf die Ich-Stärke bzw. Verletzlichkeit nicht ausreichend gegeben ist.

Sofern keine Aufteilung in zwei Gruppen möglich ist (Gamer:innen können aufgrund zahlreicher Gemeinsamkeiten gut mit Porno- und Sexsüchtigen in einer Gruppe behandelt werden; Kaufsüchtige gut gemeinsam mit Glücksspielsüchtigen), muss auf dieses Konfliktpotenzial besonders geachtet werden.

Zum Schluss

„Nit nitay garabam“ – dieses Sprichwort aus der westafrikanischen Sprache Wolof bedeutet „Der Mensch ist des Menschen Medizin“; es wird auch dem Schweizer Arzt Paracelsus zugeordnet. Ich habe es erstmals bei einem Vortrag von Dr. Walther Lechler gehört. Es drückt auf wunderbare Weise aus, wie heilsam eine zwischenmenschliche Beziehung sein kann. In wenigen Worten bringt es für mich den Kern der personzentrierten Haltung und ihrer Wirkung auf den Punkt.

Ich habe in diesem Band den Versuch unternommen, zu beschreiben, warum Menschen, die unter einer der dargestellten Formen der Verhaltenssucht leiden, in hohem Maße von einer personzentrierten Begegnung profitieren. Diese Art der Begegnung stärkt nicht nur die Veränderungsmotivation, sondern sie trägt wesentlich dazu bei, dass die Patient:innen wieder Vertrauen und Hoffnung in zwischenmenschliche Beziehungen setzen können. Sie stellt darüber hinaus eine heilsame Beziehungserfahrung und damit ein Korrektiv zu den zum Teil sehr verletzenden und traumatisierenden frühen Beziehungserfahrungen dar, die oft ursächlich für die Inkongruenz und die blockierte Aktualisierungstendenz sind.

Weiterhin habe ich versucht, die störungsspezifischen Themen und daraus resultierende Behandlungsaspekte zu beschreiben. Dabei erhebe ich nicht den Anspruch auf Vollständigkeit und freue mich dementsprechend über ergänzende Rückmeldungen.

Mein Dank gilt der Offenheit meiner Patient:innen, von denen ich in Bezug auf ihre Störung und ihr individuelles Erleben viel gelernt habe und ohne die ich dieses Buch nicht hätte schreiben können.

Mein Dank gilt aber auch meinen Freund:innen und meiner Partnerin, für deren Unterstützung und deren Anregungen und allen, die bei diesem Projekt so sehr an mich geglaubt haben.

Literatur

Aerzteblatt.de (2023): Pandemie führte zu Anstieg bei Internet- und Gamingsucht; https://www.aerzteblatt.de/nachrichten/140388/Pandemie-fuehrte-zu-Anstieg-bei-Internet-und-Gamingsucht, 11.02.2024

American Society of Addiction Medicine (ASAM) https://www.asam.org/quality-care/definition-of-addiction, 26.11.2023

Banz, M. (2019): GLÜCKSSPIELVERHALTEN UND GLÜCKSSPIELSUCHT IN DEUTSCHLAND. Ergebnisse des Surveys 2019 und Trends. BZgA-Forschungsbericht. Köln: Bundeszentrale für gesundheitliche Aufklärung. doi: 10.17623/BZGA:225-GS-SY19-1.0

Beaulieu, D. (2008): Impact-Techniken für die Psychotherapie. 3. Aufl. Carl-Auer-Systeme, Heidelberg

Becker, S., Hauch, M., Leiblein, H. (2009): Sex, Lügen und Internet. Psychosozial-Verlag, Gießen

Becker, S.(2012): Zur Entstehung der Glücksspielsucht bei Migranten. Zeitschrift für Sozialpädagogik ZfSp, Ausgabe 1, 61–81 https://www.beltz.de/fachmedien/sozialpaedagogik_soziale_aarbei/zeitschriften/zeitschrift_fuer_sozialpaedagogik/4260-zeitschrift-fuer-sozialpaedagogik-1-2012.html, 17.05.2024

Bensel, W. (1998): Zur Selbstwertproblematik bei Glücksspielsüchtigen. In: Füchtenschnieder/Witt (Hrsg.): Sehnsucht nach dem Glück. Neuland, Geesthacht.

Bensel, W. (2012): Die vielfältigen Potenziale personzentrierter Gruppentherapie. In: Bensel, W., Fiedler, D. (Hrsg.), 283–315

Bensel, W., Fiedler, D. (Hrsg.) (2012): Personzentrierte Beratung von Suchtstörungen. GWG-Verlag, Köln

Bensel, W., Gauls, F. (2001): Die personenzentrierte Gesprächspsychotherapie bei pathologischen GlückspielerInnen. Zeitschrift der GWG 3/2001. Köln

Bensel, W., Gauls, F. (2003):Der gesprächspsychotherapeutische Ansatz in der Behandlung der Glücksspielsucht. In: Füchtenschnieder, I. (Hrsg.): Erfolg-Glück-Verzweiflung. Neuland, Geesthacht

Bensel, W., Tuncay, M. (2013): Beratung und Behandlung von Glücksspielern mit türkisch-orientalischem Hintergrund. In: Petry, J. (Hrsg.). Differentielle Behandlungsstrategien bei pathologischem Glücksspielen. Lambertus, Freiburg i.Br., 156–168

Bensel, W., Fiedler, D., Jacobs, S., Speierer, G.-W. (2007): Ergänzungscurriculum zur Weiterbildung zum/zur Sozialtherapeut*in. Gesellschaft für wissenshaftliche Gesprächspsychotherapie (GWG), Köln

Berner, M., Schmidt, M. (2014): Exzessives Sexualverhalten. In: Bilke-Hentsch et al. (Hrsg.), 141–167

Bilke-Hentsch, O., Wölfling, W., Batra, A. (2014): Praxisbuch Verhaltenssucht. Georg Thieme Verlag, Stuttgart

Bischof, G., Bischof,A., Meyer, Ch., John, U., Rumpf, H.-J. (2013): Prävalenz der Internetabhängigkeit – Diagnostik und Risikoprofile (PINTA-DIARI). Lübeck

Bitkom (2021): Gaming Trends 2021. https://www.bitkom.org/sites/default/files/2021-08/bitkom-charts-gaming-trends-23-08-2021.pdf, 06.10.2023

Bitkom (2023): Die Zukunft der Consumer Technology – 2023. https://www.bitkom.org/sites/main/files/2023-08/bitkom-studie-die-zukunft-der-consumer-technology-2023.pdf, 06.10.2023

Böning, J. (2017): Das Suchtdreieck nach Kielholz / Ladewig – Hat das biopsychosoziale Erklärungsmodell eine Zukunft? Vortrag DZSKJ Fachtagung. www.google.com/url?sa=t&rct=j&q=&esrc=s&source=web&cd=&ved=2ahUKEwi1sbrXxIKEAxWa9bsIHTobCIsQFnoECA4QAQ&url=https%3A%2F%2Fwww.uke.de%2Fdateien%2Fzentren%2Fdeutsches-zentrum-f%25C3%25BCr-suchtfragen-des-kindes-und-jugendalters%2Fdokumente%2Fppt_ft_2017%2Fb%25C3%25B6ning_2017_ft.pdf&usg=AOvVaw27K2DnAUPUuI0Ti4VUWvbg&opi=89978449, 29.01.24

Brand, B., Potenza, M. N. (2019): In Memory of Dr. Kimberly S. Young: The Story of a Pioneer. Journal of Behavioral Addictions. https://www.researchgate.net/publication/332115299_In_memory_of_Dr_Kimberly_S_Young_The_story_of_a_pioneer/fulltext/5ca20eff299bf1116954eeac/In-memory-of-Dr-Kimberly-S-Young-The-story-of-a-pioneer.pdf, 23.09.2023

Bundesarbeitsgemeinschaft für Rehabilitation (2006): Arbeitshilfe für die Rehabilitation und Teilhabe von Menschen mit Abhängigkeitserkrankungen. Schriftenreihe der Bundesarbeitsgemeinschaft für Rehabilitation, Heft 12. Frankfurt am Main

Bundesinstitut für Arzneimittel und Medizinprodukte (BfArM): ICD-11, Deutsch, Entwurfsfassung. https://www.bfarm.de/DE/Kodiersysteme/Klassifikationen/ICD/ICD-11/uebersetzung/_node.html, 23.09.2023

Bundeszentrale für Gesundheitliche Aufklärung (2014): Glücksspielverhalten in Deutschland 2013 und Trends. Bundeszentrale für Gesundheitliche Aufklärung, Köln

Bundeszentrale für gesundheitliche Aufklärungen (BZgA): https://www.bzga-essstoerungen.de/was-sind-essstoerungen/arten/binge-eating-stoerung/, 1.11.2023

Buth, S., Meyer, G., Kalke, J. (2022): Glücksspielteilnahme und glücksspielbezogene Probleme in der Bevölkerung – Ergebnisse des Glücksspiel-Survey 2021. Institut für interdisziplinäre Sucht- und Drogenforschung (ISD), Hamburg

DAK-Gesundheit (2023): Mediensucht in Zeiten der Pandemie. Hamburg. https://www.dak.de/dak/unternehmen/reporte-forschung/studie-mediensucht-2022-23_33242, 27.01.2024

Dilling, H., Mombour, W., Schmidt, M. H. (1993): Internationale Klassifikation psychischer Störungen: ICD-10 Kapitel V (F) Klinisch-diagnostische Leitlinien, Weltgesundheitsorganisation. 2. korr. Aufl. Hans Huber, Bern / Göttingen / Toronto

Dostojeweski, F. M. (1987): Der Spieler. 8. Aufl. dtv Klassik, München

Eckert, J. (2006): Gruppentherapie. In: Eckert, J., Biermann-Ratjen, E.-M., Höger, D.: Gesprächspsychotherapie. Lehrbuch für die Praxis. Springer Medizin, Heidelberg

Europäisches Verbraucherzentrum Deutschland (2023): https://www.evz.de/einkaufen-internet/gaming.html, 06.10.2023

Falkai, P., Wittchen, U. (Hrsg.) (2018): Diagnostisches und Statistisches Manual Psychischer Störungen DSM-5®. 2. Aufl. Hogrefe, Göttingen

Feselmayer, S., Heinzl, K. (1985): Die klientenzentrierte Psychotherapie mit Suchtkranken. Wiener Zeitschrift für Suchtforschung Nr. ½, API, Wien

Fischer, G., Riedesser, P. (2023): Lehrbuch der Psychotraumatologie. 6. Aufl. Ernst Reinhardt, München

Finke, J. (2004): Gesprächspsychotherapie. Thieme, Stuttgart

Finke, J., Teusch, L. (2001): Die störungsspezifische Perspektive in der Gesprächspsychotherapie der Alkoholabhängigkeit. Gesprächspsychotherapie und

Gauls, F. (2012): Der Personzentrierte Ansatz in der Behandlung des pathologischen Glücksspielens. In: Bensel, W., Fiedler, D. (Hrsg.): Personzentrierte Beratung von Suchtstörungen. GWG-Verlag, Köln, 211–234

Gerlach, M. (2018): Sexuelle Süchte erkennen und behandeln. J. G. Cotta'sche Buchhandlung Nachfolger GmbH, Stuttgart

Goldberg, H. (1990): Man(n) bleibt Mann. Möglichkeiten und Grenzen der Veränderung. Rowohlt, Reinbek b. Hamburg

Grüsser, S., Thalemann, C. N. (2006): Verhaltenssucht. Hans Huber, Bern

Harten, R. (1988): Normal und süchtig. Neuland Verlag, Hamburg

Heller, L., Lapierre, A. (2021): Entwicklungstrauma heilen. Alte Überlebensstrategien lösen und Selbstregulierung und Beziehungsfähigkeit stärken. 8. Aufl. Kösel, München

Hill, A., Habermeyer, E., Briken, P. (Hrsg.) (2023): Süchtiges und zwanghaftes Sexualverhalten. Kohlhammer, Stuttgart

Höfer, F. X. E. (2023): Komorbidität. In Hill, A., Habermeyer, E., Briken, P. (Hrsg.), 103–108

Höfer, F. X. E., Kürbitz, L. I., Hill, A. (2023): Epidemiologie. In Hill, A., Habermeyer, E., Briken, P. (Hrsg.), 32–35

Hollstein, W. (2001): Potent werden – Das Handbuch für Männer; Liebe, Arbeit, Freundschaft und der Sinn des Lebens. Hans Hube, Bern

Hurrelmann, K., Quenzel, G. (2016): Lebensphase Jugend. 13. überarb. Aufl. Juventa, Weinheim

JIM-Studie(2023): https://www.mpfs.de/studien/jim-studie/2023/, 27.01.2024

Kagerer, P. (1998): Zur Vater-Sohn-Problematik bei Glücksspielsüchtigen. In: Füchtenschnieder, I., Witt, H. (Hrsg.). Sehnsucht nach dem Glück. Neuland, Geesthacht

Klein, M. (2023): Sucht bei Männern – kommt hier zusammen, was zusammengehört? Psychotherapie im Dialog 24, 23–29. Thieme, Stuttgart

Landesstelle Sucht NRW (2018): Migration, Fluchterfahrung und Sucht. Köln

Markert, CH., Golder, S., Stark, R. (2022): Zwanghafte sexuelle Verhaltensstörung als neue ICD-11-Diagnose: Diagnostik und Psychotherapie. Psychotherapeutenjournal 1/2022

Meyer, G., Bachmann, M. (2000): Spielsucht, Ursachen und Therapie, Springer Verlag, Berlin

Meyer, G. (2023): Glücksspiel – Zahlen und Fakten. In: Deutsche Hauptstelle für Suchtfragen e.V. (DHS) (Hrsg.): DHS Jahrbuch Sucht 2023. Pabst Science Publishers, Lengerich

Meyer, G., Bachmann, M. (2000): Spielsucht, Ursachen und Therapie. Springer, Berlin

Meyer, C., Rumpf, H.-J., Kreuzer, A., de Brito, S. Glorius, S., Jeske, C., Kastirke, N., Porz, S., Schön, D., Westram, A. & Klinger, D., Goeze, C., Bischof, G. & John, U. (2011): Pathologisches Glücksspielen und Epidemiologie (PAGE): Entstehung, Komorbidität, Remission und Behandlung. Endbericht an das Hessische Ministerium des Innern und für Sport, Greifswald und Lübeck

Müller, A., Voth, E. (2014): Suchtartiges Kaufverhalten. In: Bilke-Hentsch et al. (Hrsg.), 128–139

Müller, A., Wölfling, K., Müller, K. W. (2018): Verhaltenssüchte. Pathologisches Kaufen, Spielsucht und Internetsucht. Hogrefe, Göttingen

Neumann, W., Süfke, B. (2004): Den Mann zur Sprache bringen – Psychotherapie mit Männern. dgvt, Tübingen

Oerter, R. (1992): Psychologie des Spiels: Ein handlungspsychologischer Ansatz. Beltz, Weinheim

Orth, B., Merkel, C. (2020): Die Drogenaffinität Jugendlicher in der Bundesrepublik Deutschland 2019. Teilband Computerspiele und Internet. BZgA-Forschungsbericht. Köln: Bundeszentrale für gesundheitliche Aufklärung. doi: 10.17623/BZGA:225-DAS19-INT-DE-1.0

PCGames (o.J.): Guinness: Von fast 12 Millionen Spielern, Straßenkämpfen und teuren Privatjets. www.pcgames.de/Panorama-Thema-233992/Specials/Guinness-Weltrekorde-rund-um-Games-GTA-WoW-Assassins-Creed-und-echte-Verbrechen-748453/3/, 22.06.2024

Pauls, H. (2013): Das biopsychosoziale Modell – Herkunft und Aktualität. Resonanzen. E-Journal für Biopsychosoziale Dialoge in Psychotherapie, Supervision und Beratung, 1(1), 15–31. https://www.resonanzen-journal.org/index.php/resonanzen/article/view/191, 30.10.2023
Petri, H. (2010): „Wenn der Vater fehlt". Geo Wissen 46, Väter. Gruner & Jahr, Hamburg
Petry, J. (1996): Psychotherapie der Glücksspielsucht. Beltz Verlag, München
Petry, J. (2003): Glücksspielsucht. Hogrefe, Göttingen
Petry, J. (2010): Dysfunktionaler und pathologischer PC- und Internetgebrauch. Hogrefe, Göttingen
Premper, V. (2018): Spielsucht [online]. socialnet Lexikon. https://www.socialnet.de/lexikon/8065, 07.10.2023
Pschyrembel-Online: https://www.pschyrembel.de/Depressive%20Pers%C3%B6nlichkeits-st%C3%B6rung/P05G3, 01.11.2023
Reddemann, L. (2001): Imagination als heilsame Kraft. Klett-Cotta, Stuttgart
Reddemann, L. (2004): Psychodynamisch Imaginative Traumatherapie: PITT- Das Manual. Klett-Cotta, Stuttgart
Rogers, C. (1973): Entwicklung der Persönlichkeit. Ernst Klett, Stuttgart
Rogers, C. (1983): Therapeut und Klient. Fischer, Frankfurt am Main
Rogers, C. (1991): Eine Theorie der Psychotherapie, der Persönlichkeit und der zwischenmenschlichen Beziehungen, 2. Aufl. Verlag GWG, Köln
Roth, K. (2010): Sexsucht – Krankheit und Trauma im Verborgenen. 3. aktual. Aufl. Christoph Links, Berlin
Rumpf, H.-J., Meyer, C., Kreuzer, A., John, U. (2011): Prävalenz der Internetabhängigkeit (PINTA). Bericht an das Bundesministerium für Gesundheit. Lübeck
Rumpf, H.-J., Batra, A., Bischof, A., Hoch, E., Lindenberg, K., Mann, M., Montag, C., Müller, A., Müller, K. W., Rehbein, F., Stark, R., te Wildt, B., Thomasius, R., Wölfling, K., Brand, M. (2021): Vereinheitlichung der Bezeichnungen für Verhaltenssüchte. In: Sucht Volume 67. https://econtent.hogrefe.com/doi/epdf/10.1024/0939-5911/a000720, 26.09.2023
Sachverständigenrat für Integration und Migration (SVR) gGmbH (2023): Fakten zur Einwanderung in Deutschland. Berlin. www.svr-migration.de, 19.05.2024
Sachse, R. (2007): Persönlichkeitsstörungen verstehen. Psychiatrie-Verlag, Bonn
Sachse, R. (2019): Persönlichkeitsstörungen. Leitfaden für die Psychologische Psychotherapie. 3. Aufl. Hogrefe Verlag, Göttingen
Sahinöz, C. (2015): Glücksspielsucht unter türkischen Migranten in Deutschland. Books on Demand GmBH, Norderstedt
Schäfer, I. (2006): Die Bedeutung von Traumatisierungen für die Entwicklung und den Verlauf von Suchterkrankungen. In: Schäfer, I., Krausz, M. (Hrsg.), 11–32
Schäfer, I., Krausz, M. (Hrsg.) (2006): Trauma und Sucht. Klett-Cotta, Stuttgart
Schuhler, P., Vogelsang, M. (2011): Abschalten statt Abdriften. Betz, Weinheim
Schuhler, P, Sobottka, B., Vogelgesang, M., Fischer, T., Flatau, M., Schwarz, S., Bommundt, A., Beyer, L. (2013): Pathologischer PC-/Internetgebrauch bei Patient/Innen der stationären psychosomatischen und Suchtrehabilitation. Pabst Science Publishers, Lengerich
Schütze, C., Kalke, J., Möller, V., Turowski, T., Hayer T. (2023): Glücksspielatlas Deutschland 2023: Zahlen, Daten, Fakten. Institut für interdisziplinäre Sucht- und Drogenforschung. Deutsche Hauptstelle für Suchtfragen, Arbeitseinheit Glücksspielforschung der Universität Bremen: Hamburg/Hamm/Bremen
Speierer, G.-W. (1994): Das differentielle Inkongruenzmodell (DIM). Handbuch der Gesprächspsychotherapie als Inkongruenzbehandlung. Asanger, Heidelberg

Speierer, G.-W. (2012): Das differenzielle Inkongruenzmodell in der Suchtbehandlung. In: Bensel und Fiedler

spiegel Netzwelt (2007): Apple enthüllt das magische iPhone. https://www.spiegel.de/netzwelt/mobil/revolutionaeres-handy-apple-enthuellt-das-magische-iphone-a-458725.html, 23.09.23

SpringerMedizin (2023): https://www.springermedizin.de/emedpedia/psychiatrie-und-psychotherapie-des-kindes-und-jugendalters/internet-und-computersucht-bei-kindern-und-jugendlichen?epediaDoi=10.1007%2F978-3-662-49289-5_98, 07.10.2023

Staatsvertrag zur Neuregulierung des Glücksspielwesens in Deutschland (Glücksspielstaatsvertrag 2021 – GlüStV 2021). https://www.google.com/url?sa=t&rct=j&q=&esrc=s&source=web&cd=&ved=2ahUKEwiY7vz668yBAxVq0gIHHRgRAEsQFnoECAgQAQ&url=https%3A%2F%2Fwww.nationale-plattform.de%2FSharedDocs%2Fdownloads%2FWebs%2FNP%2FDE%2Fstaatsvertrag_gluecksspiel_endfassung_24-09-20.pdf%3F__blob%3DpublicationFile%26v%3D3&usg=AOvVaw2Ale9i9KMAKuI_EX21B4Cz&opi=89978449, 28.09.23

Stark, R., Wehrum-Osinsky, S. (2016): Sexuelle Sucht. Hogrefe, Göttingen

Suchtkooperation NRW (2022): Monitoring der ambulanten Sucht- und Drogenhilfe in Nordrhein-Westfalen 2021. Köln

Swildens, H. (1991): Prozessorientierte Gesprächspsychotherapie. GWG Verlag, Köln

te Wildt, B. (2019): In: Psychiatrie und Neurologie 4/29019. https://www.rosenfluh.ch/media/psychiatrie-neurologie/2019/04/Diagnostik-und-Therapie-der-Internetsucht.pdf, 07.10.2023

Theunert, M. (2023): „Patriarchat frisch legitimiert". https://taz.de/Psychologe-ueber-Maennlichkeit/!5938867/, 21.06.2024

Tölle, R. (1985): Psychiatrie. 7. Aufl. Springer, Berlin/Heidelberg

Tribolet-Hardy, F., Hill, A. In: Hill et al. (2023): Süchtiges und zwanghaftes Sexualverhalten. Kohlhammer, Stuttgart

VDR (2001): Empfehlungen der Spitzenverbände der Krankenkassen und Rentenversicherungsträger für die medizinische Rehabilitation bei pathologischem Glücksspielen

Vogelgesang, M. (2009): Psychotherapie für Frauen. Unterschiede zwischen weiblichen und männlichen pathologischen Glücksspielern. Pabst, Lengerich

Vogelgesang, M. (2017): Pathologisches Glücksspielen. In: Broda, M. (1/2017) Psychotherapie im Dialog (PiD), Störungen der Selbstkontrolle. Thieme, Stuttgart

Wanke, K. (1985): Normal-abhängig-süchtig. Zur Klärung des Suchtbegriffes. In: DHS (Hrsg.): Süchtiges Verhalten. Hoheneck, Hamm

Weltgesundheitsorganisation (WHO) (2018): 11. Revision der ICD der WHO (ICD-11): https://www.bfarm.de/DE/Kodiersysteme/Klassifikationen/ICD/ICD-11/_node.html, 26.10.2023

Yalom, I. (2003): Theorie und Praxis der Gruppenpsychotherapie. 7. Aufl. Pfeiffer bei Klett-Cotta. J. G. Cotta'sche Buchhandlung Nachfolger GmbH, Stuttgart

Young, K. S. (1999): Caught in the Net. Suchtgefahr Internet. Kösel, München

Young, K. S., Pistner, M., O'Mara, J., Buchanan, J. (2000): Cyber-Disorders: The Mental Health Concern for the New Millennium. CyberPsychology & Behavior, 3(5), 475–479 https://netaddiction.com/articles/cyberdisorders.pdf, 23.09.2023

Sachregister